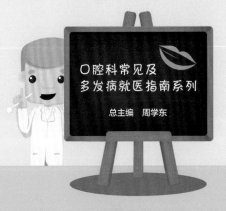

口腔科常见及
多发病就医指南系列

总主编 周学东

U0288007

儿童牙病

就医指南

主　编　葛立宏

副主编　秦　满　汪　俊　荣文笙

人民卫生出版社

图书在版编目（CIP）数据

儿童牙病就医指南 / 葛立宏主编 . —北京：人民卫生出版社，2020

ISBN 978-7-117-29866-7

I . ①儿…　Ⅱ . ①葛…　Ⅲ . ①小儿疾病 – 牙疾病 – 诊疗 – 指南　Ⅳ . ①R788-62

中国版本图书馆 CIP 数据核字（2020）第 038556 号

| 人卫智网 | www.ipmph.com | 医学教育、学术、考试、健康，购书智慧智能综合服务平台 |
| 人卫官网 | www.pmph.com | 人卫官方资讯发布平台 |

版权所有，侵权必究！

儿童牙病就医指南

主　　编：葛立宏
出版发行：人民卫生出版社（中继线 010-59780011）
地　　址：北京市朝阳区潘家园南里 19 号
邮　　编：100021
E - mail：pmph @ pmph.com
购书热线：010-59787592　010-59787584　010-65264830
印　　刷：北京盛通印刷股份有限公司
经　　销：新华书店
开　　本：710×1000　1/16　印张：6
字　　数：86 千字
版　　次：2020 年 5 月第 1 版　2020 年 5 月第 1 版第 1 次印刷
标准书号：ISBN 978-7-117-29866-7
定　　价：49.00 元
打击盗版举报电话：010-59787491　E-mail：WQ @ pmph.com
质量问题联系电话：010-59787234　E-mail：zhiliang @ pmph.com

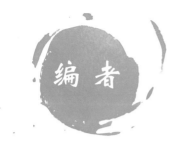

编 者

（以姓氏笔画为序）

王媛媛　北京大学口腔医院

司　燕　北京大学口腔医院

朱俊霞　北京大学口腔医院

刘　尧　中国医科大学附属口腔医院

刘　敏　首都医科大学附属北京口腔医院

李　静　北京大学口腔医院

李　毅　吉林大学口腔医院

李成皓　同济大学附属口腔医院

汪　俊　上海交通大学医学院附属第九人民医院

张　琼　四川大学华西口腔医院

陈　晖　上海交通大学医学院附属第九人民医院

林家成　中山大学附属口腔医院

金星爱　哈尔滨医科大学附属第一医院

周　焱　首都医科大学附属北京口腔医院

荣文笙　北京大学口腔医院

秦　满　北京大学口腔医院

曹　灵　江苏省口腔医院

葛　鑫　空军军医大学第三附属医院

葛立宏　北京大学口腔医院

戴　婧　武汉大学口腔医院

主编助理　凌　龙（北京大学口腔医院）

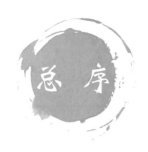

总 序

　　口腔是人体的第一门户，牙是人体最坚硬的器官，承担着咬切、咀嚼、发音、言语、美容、社交等生理功能。人们常说，牙好，胃口好，身体就好。口腔健康是人体健康的重要组成部分。2017年公布的第四次全国口腔健康流行病学调查结果显示几乎人人都存在口腔问题。口腔常见病主要有龋病、牙髓病、根尖周病、牙周病、唇腭裂、错𬌗畸形、牙缺损、牙列缺失、口腔黏膜癌前病损、口腔癌等。口腔慢性病如龋病、牙髓病、根尖周病作为牙源性病灶，可以引起全身系统性疾病；而一些全身性疾病，如血液系统疾病、罕见病等也可在口腔出现表征，严重影响人体健康和生活质量。为提高百姓口腔卫生意识、促进全民口腔健康，我们编写了一套口腔科普图书"口腔科常见及多发病就医指南系列"。

　　本套书一共12册，细分到口腔各专业科室，针对患者的问题进行详细讲解，分别是《牙体牙髓病就医指南》《牙周病就医指南》《口腔黏膜病就医指南》《唇腭裂就医指南》《口腔颌面部肿瘤就医指南》《颜面整形与美容就医指南》《牙种植就医指南》《口腔正畸就医指南》《儿童牙病就医指南》《镶牙就医指南》《拔牙就医指南》《颞下颌关节与面痛就医指南》。主编分别由四川大学华西口腔医院、北京大学口腔医院、空军军医大学第三附属医院、中山大学附属口腔医院、南京医科大学附属口腔医院、中国医科大学附属口腔医院、广州医科大学附属口腔医院的权威口腔专科专家组成。

　　本套书以大众为读者对象，以患者为中心讲述口腔疾病的就医流程和注意事项，以症状为导向、以解决问题为目的阐述口腔疾病的防治，以老百姓的用语、接地气的语言将严谨、科学的口腔医学专业知识转化为通俗易懂的口腔常见病、多发病就医知识。具体有以下特点：①主编为权威口腔院校的知名专家、长期在口腔科临床工作的专科医生，具有多年行医的经验体会，他们在医学科普上均颇有建树；②编写时征询了患者对疾病想了解的相关问题和知识，采取一问一答的形式，以患者关心的角度和内容设问，用浅显的、易于理解的方式深入浅出地介绍口腔的基本知识，以及口腔常见病的病因、症状、危害、治疗、预后及预防等内容；③目录和正文内容均以患者就医的顺序，按照就医前、就医时、就医后编写疾病相关内容；④内容通俗易懂，文字生动，图文并茂，适合普通大众、非口腔专科医生阅读和学习；⑤部分图书配有增值服务，通过扫描二维码可观看更多的图片和视频。

　　编写团队希望读者认识口腔，提高防病意识，做到口腔疾病早预防、早诊治。全民健康从"齿"开始。

总主编　周学东

2019 年 1 月

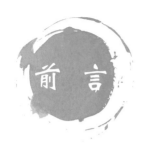

前言

随着生活水平和健康教育水平的提高，人们的口腔健康意识和需求也有了明显的提升。但是，我国儿童龋病的发生率仍呈上升趋势，第四次全国口腔健康流行病学调查结果显示，5 岁儿童患龋率高达 71.9%。口腔疾病影响我国儿童口腔及全身健康，越来越多的家长意识到口腔疾病会对儿童健康产生影响，选择带孩子到医院和诊所治疗。

儿童口腔科医生在治疗患儿时，与家长和患儿的交流非常重要。如果沟通不畅，加上认知和理解上的差异，正常的医疗过程也会引起家长的误解。目前，我国许多医院儿童口腔科挂号难已成为常态。许多医生忙于治疗，无法抽出更多时间与家长交流，因而产生误解，甚至医疗纠纷。有统计显示，儿童口腔科 60%~70% 的医疗纠纷是由于医护人员与患儿家长沟通不畅引起的。此外，有些家长受错误知识的误导，不配合医生治疗，如拒绝拍 X 线片和打麻药等，影响了孩子的治疗。基于以上背景，编者团队组织编写了《儿童牙病就医指南》。本书介绍了儿童到口腔医疗机构就诊时可能遇到的问题，以及医学术语、治疗方法、适应证等，对于公众了解儿童口腔疾病治疗的相关知识，配合医护治疗，提高医疗质量非常有意义。

本书的编者为国内著名口腔医院的儿童口腔科医生，长期工作在临床一线，有丰富的治疗经验，对医生与家长的沟通有深刻的认识。尽管如此，本书仍可能存在不足，诚恳希望各位读者、家长、同行在阅读使用时，如发现不足和需要改进的地方，反馈给我们，我们将不断完善和改进，造福于广大儿童。

葛立宏

2020 年 2 月

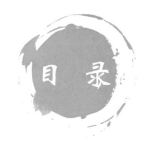

目 录

01 第一章
儿童口腔健康须知及就医准备

02 第二章
儿童牙齿发育相关知识

03
第三章
儿童牙病的预防

04 第四章
"虫牙"的治疗

05 第五章
牙外伤

06 第六章
儿童牙列不齐

07

第七章
儿童牙周及口腔黏膜相关疾病

扫描二维码免费观看儿童刷牙方法视频

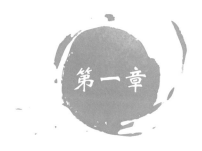

第一章

儿童口腔健康须知及就医准备

一、健 康 须 知

1. 孩子应该什么时候第一次看儿童口腔科医生？

孩子通常在 6 月龄左右萌出第一颗乳牙，此时应该带孩子去看儿童口腔科医生。医生会检查孩子牙齿的形态、颜色及萌出情况，进行针对性的口腔卫生和饮食指导。若在这之前发现牙龈或口腔黏膜有异常应及时就诊。

2. 孩子应该多久看一次儿童口腔科医生？

学龄儿童一般应每 6 个月左右进行一次口腔检查，但是对于容易有"坏牙"的孩子间隔时间应短一些，每 3~4 个月进行一次口腔检查。若医生有具体要求则应遵医嘱。

3. 为什么孩子的牙齿需要定期检查?

大多数龋病(俗称"长虫牙")早期没有症状,患儿自己和家长不能及时发现,并且儿童龋病进展较快,因此需要通过定期检查早发现、早治疗。同时,医生还会关注孩子的口腔发育、牙齿咬合问题及牙齿萌出情况。不同时期的孩子口腔自我保健的侧重点不尽相同,通过定期检查,医生也能给予针对性的指导。

4. 孩子不配合看牙,医生通常会怎么做?

医生通常首先弄清楚孩子不配合的原因:怕痛、环境陌生、恐惧等,根据具体情况对孩子进行针对性的语言安抚和行为引导。通过向孩子介绍治疗器械,讲解孩子感兴趣的小故事等,消除孩子的紧张感。在治疗方案的选择上也遵循从简单到复杂的顺序。如果孩子年龄小于3岁,言语、动作等行为引导的效果不理想,或者治疗复杂孩子不能配合时,医生会选择保护性固定(将孩子身体"包起来"),或者在镇静或全身麻醉下治疗。

5. 孩子不配合看牙,家长怎么办?

首先,家长要与医生保持一致,特别是在孩子面前,如果有不同意见,应避开孩子单独与医生沟通。其次,家长要给予孩子正面的鼓励与支持,不能一味责怪孩子。在就诊前应做好必要的准备工作,具体见本章"二、就医准备"。

6. 为什么有的孩子需要在全麻下进行口腔治疗?

第一,患儿口腔疾病较严重,门诊常规麻醉下不能完成治疗,需要全麻下治疗。第二，患儿年龄太小，或因为恐惧、身体原因（比如自闭症）等无法配合常规门诊治疗，或治疗本身复杂程度高，超出孩子的配合能力，可以考虑全麻下治疗。第三，患儿口腔问题复杂，治疗需要复诊多次，或常规治疗时间太长，孩子没法坚持，可以考虑全麻下一次完成治疗。此外，有些孩子可能因为看牙就诊次数多、治疗痛苦而对看牙产生抵触情绪，全麻治疗对此也有帮助，可以减少孩子对看牙的恐惧，避免形成恶性循环。全麻治疗有严格的适应证和禁忌证，具体由儿童口腔科医生和麻醉医生共同决定。

7. 全麻下治疗牙齿有风险吗？

治疗牙齿的全麻与全身手术的全麻大致相似，也有相应的麻醉风险。随着医疗技术、设备和药物的发展，全麻的安全系数越来越高。目前没有证据表明全麻对孩子智力发育有影响。但全麻下的牙齿治疗是一个复杂的程序，建议选择正规、有资质的医院。

8. 什么是镇静下牙齿治疗？

镇静下牙齿治疗是通过吸入、口服、静脉等途径给药使孩子放松，缓解其紧张、焦虑的情绪，减少对口腔治疗的抵触，从而使口腔治疗顺利进行。镇静并不能完全解决疼痛问题，会引起疼痛的操作仍需注射局部麻醉药。有些孩子在镇静下可能依然无法配合完成复杂操作的治疗，这时医生可能会考虑在全麻下治疗。

9. 哪些孩子适合镇静下牙齿治疗？

首先，需要专业医护人员进行系统评估。一般情况下，镇静适合3~4岁以上有意愿接受口腔治疗，但是因高度紧张和敏感而不能合作的患儿。对不能理解医生指令的婴幼儿、非常抗拒治疗的儿童以及某些有特殊状况的儿童，镇静不能奏效。镇静下治疗时间一般应控制在 30~60 分钟，如果需要复杂的长时间的口腔治疗，不适合镇静下治疗。患有全身系统性疾病、呼吸道不畅的患儿也不适合镇静治疗。

10. 为什么有的孩子需要"包起来"看牙？

口腔治疗会产生各种刺激，包括机器的噪声、冲洗吹干牙面时的水气、棉卷或口镜等物品造成的异物感引起的咽反射，甚至治疗中轻微的疼痛等，通过医生的行为诱导多数孩子是能承受并配合治疗的，少部分孩子则不能配合。对于无法配合治疗的孩子，可能需要采取保护性固定的方式（将孩子用布单像包裹新生儿那样"包起来"）完成治疗，从而避免锐利器械对孩子造成伤害，确保治疗的安全性。需要指出的是，使用保护性固定不是要惩罚哭闹的孩子，而是为了在治疗过程中保证孩子的安全。使用保护性固定治疗时，医生的操作轻柔，对会引起疼痛的操作，会遵循无痛治疗的原则，进行局部麻醉。是否采取保护性固定治疗应由医生与监护人共同决定，且应做好充分的准备工作。

11. 哪些孩子不适合"包起来"看牙？

保护性固定一般适用于 4 岁以下的儿童，自闭症儿童不建议使用该方法。患全身性疾病（如哮喘、癫痫、腹部疝气、食管裂孔疝、胃食管反流、血液系统疾病、先天性心脏病等）和呼吸道感染期的患儿应慎用保护性固定。对慢性扁桃体肿大Ⅱ度及以上，或腺样体肥大堵塞后鼻孔 2/3 及以上者应先治疗上呼吸道疾病。为安全起见，有些治疗不能用保护性固定，如做金属预成冠、戴间隙保持器和错𬌗畸形早期矫治等。接受保护性固定治疗的患儿应在治疗前禁食水（包括清水、奶、固体食物）4 小时以上。否则，患儿在治疗时可能在水、气体的刺激性下发生呕吐或误吸，严重时可能导致呼吸道梗阻、吸入性肺炎，甚至危及生命。

12. 把孩子"包起来"看牙会对孩子造成心理阴影吗？

保护性固定看牙仅适用于婴幼儿，其对孩子造成的心理影响因人而异，医生和家长在治疗中应该观察患儿的反应。有些孩子在保护性固定下获得安全感，对治疗操作没有强烈的抗拒，随着对治疗操作的熟悉和适应，越来越能够配合治疗。有的孩子在保护性固定下恐惧感加重，反抗更加剧烈，此时应停止治疗，建议择期治疗，或在镇静、全身麻醉下治疗。每次治疗后，都应对孩子进行心理疏导，鼓励孩子配合治疗。对于反应强烈的孩子，需要医生和家长一起再次评估治疗对孩子可能造成的身心影响。对于无法配合完成治疗且病情严重的患儿建议在镇静或全身麻醉下治疗。具体方案的选择应由医生进行判断，同时也需要家长的支持和配合。

13. 为什么看牙需要拍片子？

牙齿就像大树，牙根埋在骨头里面，就像树根埋在土里面，肉眼看不见，但牙根有无问题对牙齿很重要，所以需要拍片子，看看牙根有无问题以及判断龋坏牙齿的深度，同时也可以观察周围的牙槽骨及下方恒牙胚的情况，这对于医生选择治疗方案非常重要。

14. 什么情况下需要拍CBCT？

普通牙片都是平面的，不是立体的，只能看到上下和左右的结构，前后关系不能准确判断，而CBCT是三维的，各个方向都能看到。如果要从多个角度详细评估牙根及其周围组织的形态时，就要拍CBCT。

15. 口腔 X 线照射对孩子有影响吗？怎样进行防护？

有研究测算普通牙片的放射剂量相当于晒 2 个小时太阳所接受的放射量，在国际标准的安全范围内。尽管影响非常小，还是要注意安全防护，减少不必要的暴露。拍头面部 X 线片时，最容易受到损伤的器官是甲状腺（不是大脑，大脑有头骨防护），最好戴铅围脖。有些人觉得铅围脖顶着下巴不舒服，或者觉得铅围脖不卫生而往下拽，使甲状腺露出来就得不到防护了。

16. 看牙为什么要打麻药？

牙齿中心是有神经的，如果治疗操作接近牙神经或者要取神经，疼痛非常明显，所以即使不拔牙，有时也需要打麻药，而且打麻药的方式也有很多种，医生会根据病情具体选择。特别需要说明的是，有些家长认为打麻药会影响孩子的智力发育，这是毫无根据的。目前的研究没有发现口腔局部麻醉会影响孩子的智力发育。

17. 抹麻药和打麻药效果一样吗？

不一样。抹麻药是将麻药涂抹在黏膜表面，仅对最表层的黏膜起作用，持续时间短，通常只有几分钟。打麻药是将麻药注射到黏膜下的深部组织或神经周围，麻醉效果好，且持续时间长，可达数小时。选择何种麻醉方式需由医生根据具体情况而定。

18. 口腔局部麻醉后有什么注意事项？

孩子在局部麻醉下治疗后，会出现嘴唇、颊部及嘴唇周围皮肤麻木肿胀。首先，应叮嘱孩子不要故意嗫、咬或用手掐、捏不疼的位置，这会造成局部组织黏膜下出血、水肿、破损、糜烂，麻药失效后会引起疼痛。要密切观察，及时制止孩子的异常举动。其次，在麻木感觉消失前不要让孩子进食，以防烫伤、咬伤，但可以适量饮水。麻药持续的时间根据麻醉方式和注射药量的不同差异很大，可以咨询医生。

19. 家长陪同孩子看牙有什么利与弊？

家长能否陪同孩子看牙一直存在争议，各有利弊，需要根据不同情况具体分析，并由医生决定。

利：家长陪同可以给予孩子安全感。适当的解释安抚可以消除孩子在特殊环境中对陌生医护人员的恐惧，积极的鼓励能够增强其信心，使其保持轻松愉悦的心情从而配合医生完成治疗。个别情况下，家长可以协助医护人员安抚孩子或控制孩子肢体，特别是进行保护性固定治疗时。

弊：紧张焦虑的家长会给孩子带来负面影响。有的家长本身就惧怕看牙，在医生面前表现得紧张焦虑，或出于对孩子的宠爱生怕孩子受苦，在医生交代病情时如临大敌、过分担心。负面语言和情绪会严重影响孩子的行为，增加其对看牙的恐惧，使孩子不能积极配合医生治疗。还有一些家长看到孩子哭闹不止拒绝治疗就高声呵斥，甚至打骂孩子，使孩子身心受创，留下糟糕的治疗经历。此外，家长可能会影响治疗。家长并非专业人员，当看到孩子在治疗中出血、组织破损等情况时，可能会不理解医生的行为，认为医生有过错，产生一些不良的想法，更有甚者与医护人员发生冲突，影响治疗。有的孩子看到家长在身边就一味撒娇、哭闹或向家长和医生提出各种条件，使医生无法检查治疗。以上这些情况，家长陪同看牙不仅没有起到正面积极的作用，反而使治疗过程更加困难。

医生会根据孩子的心理状态和治疗需要判断是否需要家长陪同，家长要听从医生的安排与建议。

二、就医准备

1. 为什么孩子看牙之前的准备工作很重要?

儿童不同于成人,其自制力差,对疼痛的耐受力低,在口腔诊疗过程中普遍存在焦虑和紧张情绪,甚至抗拒治疗。口腔治疗经历对儿童形成良好的口腔诊疗认知非常关键。如果第一次经历是愉悦的,将会为孩子配合治疗打下较好的基础。就医前家长做好充足的准备是提高孩子口腔诊治效率的关键。

2. 就诊前几天要准备什么?

(1) 大致讲解口腔诊疗的内容和过程:让孩子熟悉诊治过程,并明白医生是帮助其解决牙齿问题的,从而避免其对口腔治疗产生不好的想象。由于孩子太小,理解力有限,家长需要用儿童能够理解的、积极的语言来讲述,如把医生用的钻比作电动牙刷,把橡皮泥比作充填物等。此外,还可以借助漫画书、动画片等让孩子理解看牙的过程。

(2) 角色扮演:家长和孩子可以互相扮演医生、患者的角色来模拟诊疗过程,比如让家长扮演医生检查孩子的牙齿。通过这样的方式既让孩子了解了诊疗过程,又激发了孩子积极参与口腔治疗的兴趣。

(3) 治疗前参观体验:有条件的话可以在治疗前带孩子到医院的儿童口腔科参观和体验,通过体验医护人员和蔼可亲的态度,其他合作儿童顺利完成口腔治疗,从而消除孩子对口腔治疗及医护人员的不良想象,使孩子在口腔治疗时对已认识的医护人员所提的要求能积极反应。但要注意避开哭闹的儿童、牙钻涡轮的噪声,以防引起孩子的烦躁和恐惧。孩子在参观时也可做一些适应治疗，如口腔检查、刷牙指导、氟化物涂布等，使孩子更加熟悉口腔诊治环境及过程。

（4）正向鼓励和承诺：向孩子多介绍治疗的好处，比如变得更漂亮，吃饭更有力量等。应避免用拔牙、钻牙来恐吓孩子，使孩子产生抵触情绪。家长及其亲属要避免把自身对口腔科治疗的恐惧情绪或不良经历传递给孩子。

（5）家长事先和医生沟通也是至关重要的环节，通过与医生发送电子邮件、浏览医院宣传网页等，对医院地址、周边交通状况、科室位置、诊疗流程等有初步的了解，但也要注意过度的准备工作可能会引起家长自身的困惑或焦虑。

3. 就诊当天需要准备什么？

（1）较小的孩子需要空腹：一般3周岁以下的孩子易恶心、呕吐，主要是由于年龄较小的孩子对口咽部刺激不耐受，而紧张、恐惧、焦虑等情绪又降低了孩子对刺激的耐受力。此外，对于极少数不合作需要用保护性固定或笑气镇静、镇痛等手段进行口腔治疗的孩子，空腹是术前准备之一，一定要遵医嘱。

（2）比预约时间稍早一些到达医院：就诊要准时不迟到。稍微早一点到可以使孩子熟悉周围环境，做好准备。但也不要提前太长时间，以免因为等待太久使孩子烦躁。年龄小的孩子最好安排在上午就诊，避开午睡时间。

（3）带好备用衣服或熟悉的床单：钻牙喷出的水容易溢出口腔弄湿衣服，个别孩子哭闹出汗也会浸湿衣裤。此外，孩子不配合或需要保护性固定治疗时，往往需要脱去外衣。

4. 孩子看牙时家长应该注意什么？

（1）控制自身情绪，不急躁，正向引导。父母如果紧张，说话语气重、速度快、语调高和使用负面词语，自然会导致孩子恐惧和害怕。此时，多做深呼吸可以有效放松情绪。引导孩子时语调要温柔，语速尽量慢一些，多鼓励孩子。请医生治疗时态度要坚决，和医生达成一致的决策。

（2）听从医生安排，树立医生的权威。有些治疗的过程相对复杂，父母要听从医生的安排，不能犹犹豫豫，否则孩子就会钻空子，抵触治疗。

（3）辅助安抚孩子。孩子有担心和害怕是正常反应，家长要协助医生积极正向引导孩子，帮助孩子克服恐惧心理。在不影响治疗的前提下拉着孩子的手或脚，或扶着孩子都可以。如果家长在场，孩子哭闹更严重的话，家长可适当回避，具体要听从医生安排。

5. 就诊后需要注意什么？

（1）遵医嘱，按时复诊：医生在说明注意事项时，家长要认真听、仔细记，以免出错，若有不明白的地方，应及时与医生沟通。

（2）兑现奖励性承诺：很多家长为了鼓励孩子看牙，会承诺一些奖励，孩子们都会非常重视这些奖励。因此，治疗后兑现奖励性承诺，会有利于下一次就诊时孩子的配合。

（3）鼓励孩子表现好的地方，提升孩子成就感：即使是非常不配合的孩子，也有值得表扬之处。家长一定要大方地给予鼓励，使孩子有成就感，更乐意继续配合看牙。

（4）对于孩子配合不到位的地方，给予针对性的教育：与孩子多交流，了解孩子不配合的原因，进行针对性的引导和教育。不赞成简单地问孩子看牙时疼不疼。虽然看牙时的确存在很多不舒服，但是这些难以避免的不适感通过积极鼓励和引导，可以减少孩子对其的焦虑和恐惧。

三、牙齿的构造

　　牙齿不是实心的，中间有牙髓（主要是神经和血管），所以牙齿能感知冷和热。牙本质是牙齿的主体结构，包绕牙髓形成一个密闭腔隙，在牙根里的部分叫根管。在牙冠部分，牙本质的外层是最坚硬的牙釉质。牙釉质虽然坚硬，但磨损后不会像指甲一样再生。很多中老年人的牙釉质都有不同程度的磨损（乳牙的牙釉质也会有磨损），通常牙齿未到磨损严重时就脱落了。在牙根部分，牙本质的外层是牙骨质，牙骨质通过牙周膜将牙根牢牢连接在牙槽骨中。牙周膜主要是纤维和神经，能感知牙齿最细微的动度（图1-1）。

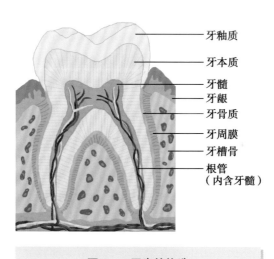

牙釉质
牙本质
牙髓
牙龈
牙骨质
牙周膜
牙槽骨
根管
（内含牙髓）

图 1-1　牙齿的构造

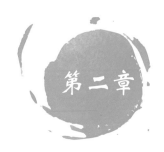

第二章

儿童牙齿发育相关知识

1. 正常情况下乳牙有多少颗？

正常情况下乳牙有 20 颗，上下颌各 10 颗，左右对称，从前向后分别为乳中切牙、乳侧切牙、乳尖牙、第一乳磨牙和第二乳磨牙（图 2-1）。

2. 孩子通常几月龄长牙？

通常情况下，在孩子出生后 6 个月左右，第一颗乳牙突破牙龈于口内萌出，也就是人们所说的孩子开始长牙了。20 颗乳牙中最先长出的是下颌正中的两个乳前牙，最后长出的是第二乳磨牙，大概 2 岁半至 3 岁左右乳牙全部长齐。

孩子长牙有早有晚。有些孩子在出生后 4 个月就开始长牙，有些在出生后 10 个月甚至到 1 周岁时才长出第一颗牙，这些均属正常现象，家长不要紧张，也不要道听途说，盲目补钙。如果孩子 1 周岁还没有萌出第一颗乳

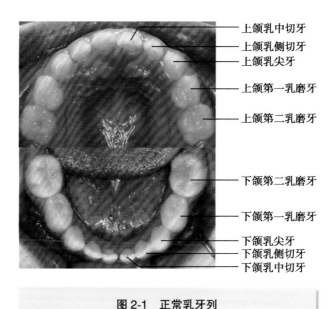

上颌乳中切牙
上颌乳侧切牙
上颌乳尖牙
上颌第一乳磨牙
上颌第二乳磨牙
下颌第二乳磨牙
下颌第一乳磨牙
下颌乳尖牙
下颌乳侧切牙
下颌乳中切牙

图 2-1 正常乳牙列

牙，或超过 3 周岁乳牙尚未全部萌出，需要到医院就医。

3. 孩子长牙的顺序是什么？

孩子长牙有一定的顺序，通常左右对称萌出，下颌牙略早于上颌牙。常见的长牙顺序为：乳中切牙、乳侧切牙、第一乳磨牙、乳尖牙和第二乳磨牙，但存在个体差异。

4. 孩子长牙为什么有早有晚？

孩子的长牙时间存在较大的个体差异，受种族、性别、气温、营养、疾病等影响。一般女孩乳牙萌出早于男孩，营养良好、身材较高、体重较重的儿童比营养差、身材矮小、体重低的儿童牙齿萌出早，热带地区的儿童比寒冷地区的儿童牙齿萌出早。

5. 孩子长牙时出现流口水、啃咬和烦躁不适是怎么回事？

流口水：长牙会刺激三叉神经，使唾液分泌增多，而孩子吞咽功能还不完善，口底又浅，导致长牙时唾液常常流到口外，这属于正常生理现象，家长不用担心，随着牙齿萌出和口底加深可自然消失。在此阶段应保持孩子口角等干爽，避免湿疹发生。

啃咬：孩子长牙时，有时会出现牙龈发痒的感觉，因此常常喜欢咬东西，如自己的手指、哺乳的乳头等。这些刺激有利于牙齿穿透牙龈黏膜顺利萌出。此时，可以给孩子准备质量好的婴儿用磨牙棒，注意需每天消毒，还可以用无菌纱布包在示指上轻摸孩子的牙龈，以减少其牙龈发痒的感觉。

烦躁不适：长牙时，牙齿突破牙龈前对牙龈有压迫，这有可能会使孩子感觉不适。有的孩子还会出现情绪烦躁、拒食、夜里睡不踏实等，这种情况多发生在长第一颗乳牙或乳磨牙时，症状较轻者会自行缓解，若症状较严重，家长应及时对症处理或就医。

6. 孩子出生后牙龈上出现的白色小硬疙瘩是牙齿吗？

不是牙齿，是老百姓所说的"马牙"，医学上称之为上皮珠。在胎儿牙齿发育时，有时会形成部分角化物质，孩子出生时就会在牙龈上出现一些类似牙齿的片状或球状物，呈乳白色或黄白色，米粒大小或更大，数目不等，可以是一个、数个甚至数十个。因此，它们并不是牙齿，因为类似小马驹口中的小牙齿，被老百姓称为"马牙"。通常孩子出生后数周就可自行脱落，一般不需治疗。如有不适或疑问应及时就诊，不要自行用针挑或用力摩擦上皮珠，否则可能会造成黏膜创伤，容易引起继发感染，严重者可因局部口腔感染蔓延至血液中引起败血症。

7. 孩子出生时嘴里就有牙齿是怎么回事？应该怎么办？

这种情况在医学上称为诞生牙，指的是婴儿出生时就已经萌出于口腔内的牙齿。出生后1个月内萌出的牙齿称为新生牙。其发生可能是由于牙胚距口腔黏膜很近，故过早萌出，也有学者认为可能与种族特性有关。

诞生牙和新生牙常见于下颌乳中切牙，经常成对萌出。因为萌出早，乳牙根没有形成或发育很少，所以诞生牙或新生牙通常松动或极度松动，影响哺乳或有自行吸入呼吸道的风险，因此需及时就医。对于过度松动的诞生牙或新生牙，应及时就医拔除，避免发生意外。如果早萌乳牙松动不明显，可保留观察。有些早萌牙齿切端锐利可能导致舌系带附近发生创伤性溃疡，可以改变喂养方式，改用汤匙喂养，必要时也可以拔除。

8. 为什么乳牙有明显的缝？

乳牙之间常常存在明显的缝隙（图 2-2）。有些在乳牙萌出时即出现缝隙，也有些在乳牙列初建时无缝隙，以后逐渐出现，且随年龄增长，缝隙逐渐变大，前牙区尤为明显。这是颌骨生长的表现，是正常的生理现象。未

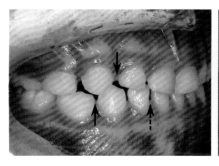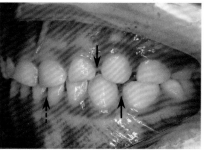

图 2-2 乳牙列中的间隙（实线箭头示乳牙列灵长间隙，虚线箭头示乳牙列发育间隙）

来要萌出的恒牙体积比乳牙大，乳牙列中的间隙有助于未来恒牙的萌出和排列。

9. 两颗牙"粘"到一起了是怎么回事？

两颗牙齿"粘"到一起变成了"连体婴儿"是牙齿形态异常的表现。在牙齿发育时期，由于机械压力因素的影响，使两个正在发育的牙胚融合或结合为一体的牙齿形态异常，或因牙齿发育时牙冠内陷，牙冠呈两颗牙的异常形态。根据形态和来源，可分为融合牙（图 2-3）、结合牙和双生牙。融合牙除受压力因素影响外，还有遗传倾向。

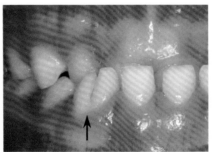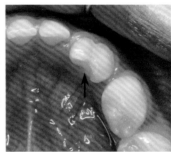

图 2-3 融合牙（箭头示）

10. 两颗牙"粘"到一起了怎么处理？

两个牙冠连接部位常有一道裂缝，容易积存食物残渣且很难清洁干净，是龋好发的部位。因此，家长一旦发现孩子牙齿形态异常，应尽早到医院对融合牙进行窝沟封闭或预防性充填。另外，乳牙融合牙常伴有其中一颗牙齿的继承恒牙先天缺失或发育异常，接近替牙期时建议拍摄 X 线片予以确定。

11. 正常情况下恒牙一共多少颗？

正常情况下，恒牙有 28~32 颗，上下颌各 14~16 颗，左右对称。从前往后分别为中切牙、侧切牙、尖牙、第一前磨牙、第二前磨牙、第一磨牙、第二磨牙和第三磨牙。由于人类的进化，第三磨牙常先天缺失，有的单颗缺失，有的多颗或 4 颗全缺失。在相应的时间，中切牙、侧切牙、尖牙、第一前磨牙、第二前磨牙分别替换乳中切牙、乳侧切牙、乳尖牙、第一乳磨牙和第二乳磨牙，而第一磨牙、第二磨牙和第三磨牙不替换任何乳牙。

12. 孩子应该几岁换牙？

人类为双生齿类，即人的一生拥有两副牙齿，一副乳牙，一副恒牙。在一定的时间，乳牙会陆续被恒牙所替换。

大多数情况下，孩子 6 岁左右就开始换牙了。理想状态下，下颌乳中切牙松动、脱落后，下颌中切牙从下颌乳中切牙的位置长出。几乎在同一时间，上下颌左右两边的第一磨牙会在乳牙列的远端长出来，就是我们常说的"六龄齿"。有时下颌中切牙是最先萌出的恒牙，有时第一磨牙也会争当最先萌出的恒牙。

换牙是个漫长的过程，从第一颗恒牙长出到最后一颗乳牙被恒牙替换，时间长达数年。通常在 12 岁左右，所有乳牙被替换完毕，随后第二磨牙也相继萌出，而第三磨牙在个体间差异较大。换牙顺序及具体时间见图 2-4。

13. 要换牙了，孩子长出"双排牙"是怎么回事？

换牙期间，如果替换乳牙的恒牙已经长出，但相应乳牙没有按时脱落，就会出现"双排牙"，称为乳牙滞留。

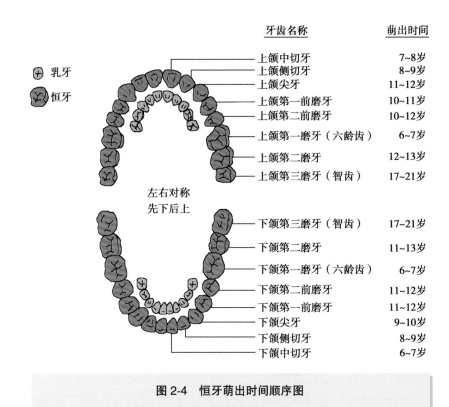

牙齿名称	萌出时间
上颌中切牙	7~8岁
上颌侧切牙	8~9岁
上颌尖牙	11~12岁
上颌第一前磨牙	10~11岁
上颌第二前磨牙	10~12岁
上颌第一磨牙（六龄齿）	6~7岁
上颌第二磨牙	12~13岁
上颌第三磨牙（智齿）	17~21岁
下颌第三磨牙（智齿）	17~21岁
下颌第二磨牙	11~13岁
下颌第一磨牙（六龄齿）	6~7岁
下颌第二前磨牙	11~12岁
下颌第一前磨牙	11~12岁
下颌尖牙	9~10岁
下颌侧切牙	8~9岁
下颌中切牙	6~7岁

乳牙
恒牙

左右对称
先下后上

图 2-4　恒牙萌出时间顺序图

　　牙齿是靠牙根才能稳稳地长在牙槽骨里的，牙根太短或太细的牙齿会出现松动、脱落。正常情况下，替换乳牙的恒牙随着牙根的发育，会逐步朝口内方向移动并最终突破牙龈在口内萌出。在这个过程中，它会对位于其移动路径中的乳牙牙根产生压迫，使乳牙牙根表面发生吸收而逐渐变短或变细，从而发生乳牙脱落，顺利完成乳恒牙的替换。但如果替换乳牙的恒牙萌出方向和位置发生异常，导致乳牙牙根不能正常吸收或吸收不完全，乳牙就不能按时脱落，这时应该尽快拔除滞留的乳牙，解除恒牙萌出的障碍。否则，恒牙可能会长歪。

14. 孩子换牙时，新长的上颌门牙间牙缝大是怎么回事？

　　在新萌出的上颌门牙间，常常出现较大的缝隙，甚至像"八字"一样朝两侧歪。大多数时候，上述情况属于正常的生理现象。这是由于牙齿发育和萌出的时间不同，上颌前牙萌出时，邻牙牙胚常位于其牙根方向，对牙根产生压迫作用，使萌出的前牙牙冠向两侧倾斜，两牙间出现间隙。正常情况下，随着邻牙的萌出，这些间隙会逐渐消失。但有些时候，间隙过大有可能是由于额外牙等病理因素造成的，必要时家长需要带孩子及时就诊。

15. 为什么孩子恒牙迟迟不长？家长应该怎么办？

导致恒牙迟迟长不出来的原因很多，详见图 2-5。如果孩子乳牙迟迟不换，或乳牙掉了恒牙迟迟不长，应及时就医，针对病因进行治疗。

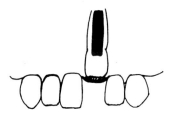

乳切牙早失，儿童习惯用牙龈咀嚼导致牙龈角化坚韧

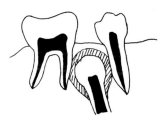

乳磨牙早失，邻牙移位致间隙缩小

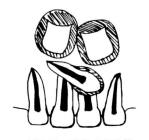

额外牙、牙瘤或囊肿等

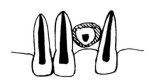

牙轴方向异常、牙胚位置异常、牙胚发育迟缓

图 2-5　恒牙迟萌原因

16. 孩子先天少牙怎么办？

先天少牙表现为牙齿数目减少。相对于恒牙，乳牙先天少牙较少见，一般多为前牙，可对称或单一出现。牙齿数目减少会使牙缝变大影响美观，缺牙两侧的牙齿也可能倾斜移位，造成上下颌牙齿接触不良导致咀嚼效率降低，同时影响颌面部的正常发育。

若缺失数目较少，对咀嚼功能、牙列形态、美观的影响不大，可不处理。牙齿缺失数目较多时可制作活动义齿（假牙）进行修复，恢复咀嚼功能，促进颌面部骨骼和肌肉的发育。义齿随儿童牙、殆系统的生长发育需定期更换。乳牙先天缺失还常伴有继承恒牙的先天缺失，家长一旦发现应密切观察恒牙的发育状况，并及时带孩子就诊。

17. 孩子多长了一颗牙是怎么回事？什么是额外牙？

孩子今年还不到 5 岁，两颗门牙后面长出来一个尖尖的新牙齿。妈妈带孩子到口腔医生那里检查，拍了牙片后医生告诉妈妈，孩子嘴里的新牙是一颗额外牙，需要尽快拔除。

额外牙是正常牙齿数目以外的牙齿（图 2-6），可以出现在上下牙弓的任意位置，最常见的是上颌两颗中切牙之间，其次是上下颌前磨牙内外侧和第三磨牙后方。

18. 额外牙是否都需要拔除？

额外牙是否需要拔除应根据具体情况而定，如孩子口内出现额外牙应及时就诊。

大多数额外牙对口腔健康具有一定危害：首先，可影响恒牙发育和萌

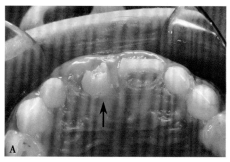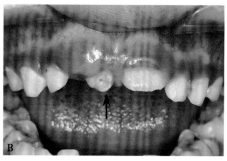

图 2-6　形态异常的额外牙，阻碍切牙萌出（箭头示）
A. 殆面观　B. 唇面观

出，导致牙齿排列和功能紊乱。其次，额外牙的形态和大小多与正常牙齿不一样，常呈圆柱形或圆锥形，影响美观。此外，额外牙常与正常牙形成"双层牙"，容易导致食物嵌塞，从而引起龋病、牙龈炎甚至牙周炎。因此，大多数额外牙应尽早拔除以尽量减少其对恒牙的影响。

19. 什么时候拔除额外牙合适？需要住院吗？

就拔牙时机而言，已经萌出的额外牙应尽快拔除。对于尚未萌出的额外牙，如果影响恒牙胚的发育和萌出，也应尽快拔除。如果不影响恒牙胚的发育，可等待恒牙牙根发育完成后再决定是否需要拔除。

一般而言，绝大部分的额外牙均可以在门诊拔除。对于埋伏的特别是倒置的额外牙，如果患儿年纪小且合作性差，应考虑在全身麻醉或镇静下拔除，以降低意外发生的风险。

20. 少牙或者多牙会遗传吗？

牙齿数目较正常牙数少（先天缺失）或多（额外牙）均属于牙齿发育异

常的一种类型，有明显的家族遗传倾向。父母中有一方出现少牙或多牙，孩子的患病率就会较高。目前导致牙齿数目异常的病因尚未完全明确，遗传因素只是其中的一种，牙齿发育时局部因素刺激或环境因素影响也可能造成牙齿数目异常。

21. 什么是畸形中央尖？

豆豆后面的大牙换了没几天，有一天突然牙疼，脸也肿了。妈妈赶快带豆豆来看医生。医生说，这是畸形中央尖折断引起的牙根发炎。

畸形中央尖是指在前磨牙咬合面中央或者相邻的嵴上突起的圆锥形牙尖，最多出现于下颌第二前磨牙。畸形中央尖可以单发或者多发，常见左右侧同名牙对称性发生，也可在所有前磨牙上均发生畸形中央尖。这个多出来的牙尖常细而尖，在咀嚼食物时非常容易折断。

22. 畸形中央尖折断为什么会引起牙根发炎？

牙齿外部是硬组织，其内部有牙神经，牙齿硬组织对牙神经有很好的屏障作用，防止细菌等刺激对牙神经的侵袭。有畸形中央尖的牙齿，其牙神经有可能长入畸形中央尖内。中央尖折断后，包裹牙神经的硬组织变薄，甚至出现牙神经暴露。因此，牙神经外的屏障就变薄甚至丧失，口腔内无处不在的细菌就会穿过薄的牙体组织到达牙神经部位引起牙神经发炎，或直接感染牙神经。炎症向牙根方向扩散到达牙根周围组织就会引起牙根发炎，严重者感染会扩散至面部，导致面部肿胀。

23. 发现了畸形中央尖该怎么办？

在孩子乳磨牙替换过程中，家长应注意检查新萌的前磨牙上是否有异常突起的牙尖。一旦发现，应嘱咐孩子避免用患牙咬物以防畸形牙尖折断，并尽快就医，寻求治疗。

低而圆钝的中央尖一般可不处理。对于细而高，易于折断的中央尖或中央尖已折断但牙神经还未不可逆感染时可采用预防性充填的方法。对于相对粗大尚未建立咬合的中央尖可采用中央尖树脂加固的方法处理。对于中央尖折断并引起牙神经不可逆感染或牙根发炎的牙齿，则需进行相应的牙髓治疗。

24. 什么是氟牙症？氟牙症怎么治疗？

氟牙症又叫氟斑牙或斑釉牙，是由于牙齿发育期摄入过多的氟而导致的疾病，主要表现为同一时期萌出的牙齿表面上白垩色至褐色的斑块，严重者还有牙釉质的实质缺损。

饮水中的氟含量过高是氟牙症的重要发病因素。当地水源中含氟量超过 1mg/L 时有可能出现氟牙症。由于水源的公共性，因此其发生具有明显的地域特征。但也存在一定的个体差异，同等剂量的氟化物作用于不同个体可能会引起不同程度的表现。

过多的氟只有在牙发育矿化期进入机体，才能引起氟牙症，因此若儿童六七岁之前，长期居住在饮水中氟含量高的区域，即使日后迁往他处，也不能避免以后萌出的恒牙受累。反之则不出现氟牙症。

氟牙症很少发生在乳牙，即使发生程度也很轻，这主要是由于乳牙的发育矿化主要在胚胎期和乳婴期，而妈妈的胎盘对氟有一定的屏障作用。

氟牙症可以采用保守治疗，包括牙釉质微磨除或漂白脱色法。程度较为严重的，还可以采用树脂材料充填修复、贴面甚至全冠修复。

25. 牙釉质发育不全是怎么回事？

小宝新牙长出来后表面黄黄的还有缺损，这是怎么回事？医生告诉小宝妈妈，这是新牙牙釉质发育不全导致的。

牙釉质是牙齿最外层的结构，也是牙齿最坚固的部分，就像一副盔甲保护着牙齿。牙釉质发育不全相当于牙齿的这层"盔甲"被破坏了，可以由基因突变、儿童牙釉质发育期营养缺乏导致，尤其以缺乏维生素 A、维生素 C、维生素 D 影响最大。母亲在怀孕期间患发热性疾病（如肺炎、麻疹、猩红热、水痘等）或低钙血症也可能导致牙釉质发育不全。孩子婴幼儿时期出现严重的腹泻、发热，或者乳牙的感染也可使在此期间发育的牙齿发生牙釉质发育不全。

轻度的牙釉质发育不全牙齿表面颜色会发生改变，出现白垩色甚至棕色，牙面可能形成浅沟、窝状凹陷或带状横纹。严重的牙釉质发育不全会出现牙釉质大面积缺损，后牙牙尖缺损，同时出现冷热敏感症状和龋坏。

牙釉质发育不全可以同时发生在乳牙和恒牙。当恒牙受到波及时，常表现为同一时期发育的牙齿对称地出现牙釉质发育不全的异常形态。由于中切牙、侧切牙、尖牙和第一磨牙的牙釉质在 3 岁前矿化形成，因此这些牙最容易发生牙釉质发育不全。

26. 孩子新长出来的门牙呈锯齿状是怎么回事？

孩子新萌出的门牙切缘出现锯齿状的结构，完全是正常的生理现象，家长不必多虑。因为在门牙发育过程中，一颗牙齿通常是由多个发育叶形成的牙体组织融合而成的，在融合处还保留着一些各自"独立"的印迹——锯齿状的结构，它是新萌出恒牙的标记。这些切缘上的锯齿会随着日后牙齿的磨耗而逐渐消失。

27. 牙齿没从正确位置长出来应该怎么办？

牙齿没从正常位置长出来，极可能是在其正常的生长方向上有阻碍，需及时就医找出原因，适当处理或干预。

28. 新长的恒牙为什么比乳牙黄？

儿童从 6 岁长出第一颗恒牙开始一直到 12 岁所有乳牙被恒牙替换为止，口内同时存在乳牙和恒牙，这个阶段称为混合牙列期。乳牙呈白色或青白色，而恒牙较乳牙色泽偏黄，但更有光泽。

正常恒牙的颜色是带透明感的淡黄色。牙齿显露在口腔内的部分称为牙冠，埋于骨内的部分称为牙根。牙冠从内到外由三层结构组成，最内层俗称"牙神经"，专业名称为牙髓，总体表现为淡粉色。中间层称为牙本质，含有 10% 的水、20% 的有机物以及 70% 的无机物，是一种淡黄色的硬组织，可以将牙髓的粉色完全掩盖。最外层称为牙釉质，其无机物的含量为 97%，是人体中最硬的组织，是半透明的白色或淡黄色组织，其矿化程度越好，牙釉质越硬，透明度也越高，牙齿整体就越显露出牙本质的色泽，即越接近淡黄色，同时也赋予了牙齿透明感。恒牙的牙釉质矿化程度普遍比乳牙高很多，因此新萌出的恒牙看上去比乳牙黄。

29. 怎么区分乳牙和恒牙？

除了颜色外，家长还可以根据牙齿形态、磨耗度、大小及在牙列中的位置区分乳牙和恒牙。

（1）形态：与恒牙相比，乳前牙牙冠（即牙齿露出牙龈的部分）小，并且具有牙冠近牙颈部 1/3 处突出明显、颈部收缩等特点。

（2）磨耗度：由于乳牙萌出早、硬度较低，因此乳牙的牙尖、切缘磨耗较为明显。

（3）大小：与其继承恒牙相比，乳磨牙牙冠大于前磨牙牙冠，这也有利于乳恒牙替换。其他乳牙牙冠均小于其继承恒牙。

（4）位置：在完整的牙列中，可参考牙齿排列的次序加以鉴别。需要家长注意，儿童 6 岁左右 4 颗"六龄齿"萌出，其是口腔中出现最早的恒牙，也是对整个恒牙列的建立最重要的恒牙，并不替换任何乳牙，将在口内原来的最后一颗乳磨牙的近咽喉侧萌出，形态上也和最后一颗乳磨牙十分相近，但会比乳磨牙稍大一些，颜色更黄一点，透明度更高一点。因为它是恒牙并且对继承恒牙列发育极为重要，家长和孩子应该注意保护其健康。

30. 什么是"六龄齿"？

六龄齿即第一磨牙，是在乳牙列最后面即第二乳磨牙的后面萌出的牙齿，上下左右各一颗，一般 6 岁左右萌出，所以俗称"六龄齿"。六龄齿非常重要：①六龄齿的咀嚼面积最大，承担更多的咬合力和咀嚼功能；②六龄齿位于整个牙弓的中部，是牙弓的主要支柱。

31. "六龄齿"会替换吗？

"六龄齿"不会替换。"六龄齿"是第一磨牙，萌出较早，常常被家长忽视甚至误认为是乳牙，以为坏了可以再换而延误治疗，给孩子的口腔健康造成了不可逆转的伤害。家长和孩子要认识到"六龄齿"的重要性，好好保护。

32. "六龄齿"一定是 6 岁长吗？

"六龄齿"萌出的平均年龄是 6~7 岁，这是在人群中统计的结果，在一定范围内早于或晚于 6 岁萌出都是正常的。牙齿的萌出时间与性别、营养状况、全身发育及是否有系统性疾病等诸多因素有关。

33. 什么是窝沟封闭？为什么"六龄齿"需要窝沟封闭？

每个人口腔内后边大牙的咬合面都是凹凸不平的，凹陷的部位叫窝沟。如果窝沟非常深，食物和细菌嵌塞进去，很容易发生"虫牙"，医学上称为窝沟龋。根据口腔流行病学调查，我国青少年90%以上的龋发生在窝沟部位。窝沟封闭是预防磨牙窝沟龋最有效的方法。

窝沟封闭是指不损伤牙体组织，将窝沟封闭材料涂布于牙齿咬合面及颊舌面的窝沟点隙，当封闭剂流入并渗透窝沟后固化变硬，形成一层保护性的屏障，覆盖在窝沟上，从而有效阻止细菌及代谢产物对牙体造成的侵蚀，达到预防窝沟龋的目的（图2-7）。窝沟封闭是一种无痛、无创伤的方法。

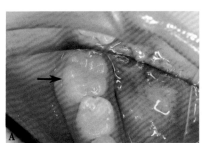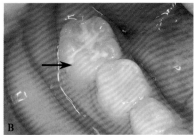

图 2-7 "六龄齿"窝沟封闭（箭头示）
A. 窝沟封闭前　B. 窝沟封闭后

34. 窝沟封闭后牙齿就不会坏了吗？

这是关于窝沟封闭常见的错误观点之一。

首先，窝沟封闭针对的只是窝沟龋的预防措施，对于裸露的咬合面及没有涂布封闭剂的牙齿邻面、颊舌面是起不了保护作用的，如果细菌侵蚀没有封闭剂的牙面，同样会引起龋坏。

其次，由于窝沟封闭剂会在口腔中接触各种硬度的食物，存在脱落的风险，一旦封闭剂脱落就会失去对窝沟的保护作用，所以还应通过定期复查确保窝沟封闭的完整性以保证窝沟封闭对窝沟点隙的保护作用。

最后，窝沟封闭只是一种防龋手段，牙齿的健康主要通过良好的口腔卫生习惯以及定期的口腔健康检查加以维护，这是牙齿健康最重要的基础，是任何预防和治疗手段都不能替代的。

35. 窝沟封闭后饮食应该注意什么？

通常窝沟封闭后即刻便可正常饮食，无特殊饮食注意事项，但应注意，窝沟封闭剂有脱落的可能性，窝沟封闭后一般 3~6 个月进行复查。

36. 是不是所有的牙齿都需要窝沟封闭？

并不是所有的牙齿都需进行窝沟封闭。需要窝沟封闭的牙齿主要包括：①有深窝沟的牙齿，包括前磨牙、磨牙及一些有深发育沟的前牙；②如果其他牙齿，特别是对侧同名牙患龋或有患龋倾向，则需要对新萌出的牙齿及时进行窝沟封闭。

37. 什么是智齿？

智齿即第三磨牙，一般在 17~21 岁开始萌出，上下左右共 4 颗，位于第二磨牙的后方，现代人类常有部分或者全部智齿先天缺失。青少年可以通过拍摄 X 线片确定是否有智齿的牙胚。一般来说，17~21 岁智齿萌出，18~25 岁智齿发育完成。

38. 智齿为什么经常长不出来？

我们的祖先是把智齿当正常牙齿使用的。但在漫长的人类进化过程中，咀嚼器官逐渐退化，面部骨骼的长度渐渐小于牙齿生长所需要的长度。智齿在所有牙齿中是最后萌出的，留给它的空间不足，导致很多人的智齿部分萌出或无法萌出，困在骨内或牙龈下，也就是阻生，由此引发了有关智齿的一系列疾病。

39. 智齿阻生有什么危害？

智齿部分从骨内萌出时，牙齿部分或全部被牙龈软组织覆盖，覆盖牙龈与萌出的牙之间形成一个小"袋子"，食物和细菌容易嵌塞在这个"袋子"里。并且，智齿在口腔的深部，难以清洁。长期如此，牙齿很容易龋坏，软组织和骨也很容易发生炎症，从而造成冠周炎。同时，牙龈覆盖在凸起的牙面上，咀嚼食物时十分容易咬伤，咬伤后在口内多细菌的环境下也可导致炎症。冠周炎患者在平时身体情况良好时只是偶尔自觉牙龈不适，隐隐胀痛。当全身抵抗力下降时，慢性炎症将会急性发作，引起智齿区域剧烈疼痛甚至面部肿胀，肿胀严重者还可能堵塞气道造成窒息而亡。另外，萌出空间不足的智齿还会挤压甚至损伤邻牙。比如，智齿与邻牙拥挤时，牙线难以清洁，就可能导致邻牙严重龋坏，甚至会影响邻牙的牙神经造成剧烈的疼痛，还可能造成邻牙牙周组织破坏，牙齿松动。有时，阻生的牙齿可能会形成囊肿，损害支持牙齿的骨组织，那就是更严重的问题了。

40. 智齿一定要拔除吗？

由于智齿位于牙弓的最后，是近咽喉部的深处，即使患者大张口，操作空间也十分狭小，大部分治疗操作都难以进行，并且智齿对咀嚼功能影响并不大，所以当智齿出现长歪、严重龋坏、累及邻牙以及骨内囊肿等问题时，大部分医生会建议直接拔除。但是，如果智齿萌出位置正常，且有对殆牙，即使出现龋坏甚至牙神经坏死等，也可尝试保留。此外，以下几种情况智齿也可被保留：①深深埋在骨内完全长不出、对邻牙没有影响的智齿；②第一、第二磨牙无法治疗须拔除进行义齿修复时，可利用可保留的智齿做基牙；③在儿童时期，如果第一、第二磨牙龋坏严重需拔除时，可选择保留并前移智齿，替代被拔除的磨牙。保留智齿有严格的适应证，医生经过全面检查和评估后才能决定能否保留。

41. 拔智齿能瘦脸吗？

不能。拔完智齿后，一般会有一段时间的面部肿胀，消肿后会误以为脸变小了。实际上，拔除智齿后下颌骨还是原来的大小，所以脸并没有变小。

第三章

儿童牙病的预防

1. 孩子没长牙时需要清洁口腔吗？

孩子虽然还没有长牙，但口腔需要清洁，尤其是人工喂养的孩子吃过配方奶之后，常常会有奶渍存留在口内。这时，需要家长清洁双手后，在右手的示指缠上两层干净的纱布，用白开水湿润后轻轻擦拭孩子的口腔。这个过程除了能清洁孩子的口腔外，还能让孩子逐步适应口腔清洁过程，为乳牙萌出后的清洁做准备。

2. 刚萌出的乳牙如何清洁？

牙齿萌出就要清洁。通常最先萌出的是下颌正中的两颗乳牙，此时不用普通的牙刷，可以用指套牙刷或纱布清洁牙齿。通常需要家长清洁双手后，在右手的示指缠上两层干净的纱布，用白开水湿润后轻轻擦拭孩子的乳牙，乳牙的里面和外面都要擦到。

指套牙刷或纱布清洁可以持续到孩子上下颌各萌出 4 颗乳牙，之后就可以用儿童牙刷来刷牙了。可以选用儿童含氟牙膏，用量控制在大米粒大小的量（约 0.1g）即可（图 3-1）。

只要孩子相邻的两颗牙齿都完全长出来了，尤其是上颌中间的两颗门牙，就需要用牙线清洁牙缝了。家长可以选用儿童牙线棒帮助孩子清洁牙缝。

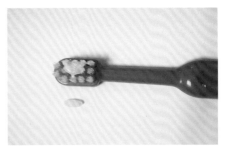

图 3-1　小头牙刷及大米粒大小的牙膏

3. 幼儿园定期涂氟有什么作用?

牙齿涂氟有明确的防龋效果。幼儿园时期的儿童乳牙龋病发展迅速，定期涂氟可以帮助预防龋病的发生。通常根据孩子的患龋风险决定涂氟的频率。患龋风险低的孩子每半年涂布一次，患龋风险高的孩子每 3 个月涂布一次。

4. 孩子需要洗牙吗?

孩子的洗牙严格上说是专业口腔清洁，跟成人洗牙有明确的不同。孩子洗牙的主要内容是:

（1）医生用菌斑显示剂帮助孩子和家长了解孩子的刷牙效果，看清哪些地方没有刷干净。

（2）医生教家长帮助孩子刷干净牙的方法。

（3）用牙线清洁牙缝。

（4）用抛光杯将牙面的菌斑和色素去除干净，抛光牙面。

（5）若孩子有牙石，可以用洁治器去除。

通常，建议孩子每6个月进行一次口腔检查，在口腔检查的同时进行专业口腔清洁。

5. 孩子可以使用电动牙刷吗？

学龄前儿童不建议独立使用电动牙刷。因为学龄前儿童手部的肌肉尚未发育完善，使用电动牙刷时常常不能稳定地把持牙刷，不能完成精细的刷牙动作。手动牙刷有利于孩子从小学习、掌握刷牙技能。

6. 孩子可以用含氟牙膏吗？

孩子可以用含氟牙膏刷牙，而且应该用。含氟牙膏有明确的防龋作用，规范使用是安全的。

规范使用含氟牙膏的意思是牙膏是用来刷牙之后吐出去的，不是用来吃的。低年龄儿童（6岁以下的儿童）需要家长给孩子或者帮助孩子刷牙，家长要为孩子挤牙膏以控制牙膏的用量。3岁以下儿童使用含氟牙膏的量是大米粒大小（0.1g左右），3~6岁儿童含氟牙膏用量是豌豆粒大小（0.5g左右）。虽然低年龄孩子刷牙会吞咽一部分牙膏，但控制牙膏的用量后不会超出安全剂量。此外，家长应教会孩子刷牙后漱口，对于3岁以下的孩子刷牙后家长应用纱布擦除孩子口内的牙膏泡沫。

7. 刷牙时哪些位置容易被遗漏？

刷牙的目的是尽可能彻底地清除口腔内的牙菌斑。刷牙最讲究的是面面俱到，每颗牙每个面都要刷到。口腔内有些位置如果不注意容易在刷牙时被遗漏，如牙颈部、牙齿的舌侧面（尤其是下颌后牙）、上颌后牙的唇侧面、最后一颗牙的后面等。这些地方都需要在刷牙的时候多关注才有可能刷到，或者刷牙后家长再帮孩子补刷一遍。另外，需注意刷牙是不可能把牙缝都刷干净的，要用牙线清洁牙缝。

8. 如何判断牙齿是否刷干净了？

牙菌斑是牙齿表面细菌聚集而成的薄膜，是无色、柔软的物质，黏附于牙面，肉眼不易辨认，菌斑显示剂可以有效评判牙齿是否刷干净。

菌斑显示剂多为红色试剂，含有可食用的色素，安全无害，可使牙菌斑着色，便于肉眼辨认，牙面上被染红的部位即为牙菌斑附着的部位（图3-2）。菌斑显示剂有液剂和片剂等类型（图3-3）。液剂一般由专业人员用小棉球或棉签蘸取，均匀涂在牙齿及牙龈上，然后漱口。片剂的用法是：将其放入口中，用双侧后牙充分嚼碎，再用舌尖舔牙齿的内外侧，吐出口内残余物，并充分漱口。目前，新出现的菌斑显示棒比较方便个人使用，家长可以使用其检查孩子的刷牙效果（图3-4）。

菌斑显示剂也会染红舌头及牙龈，不用担心，可以刷掉。最关键的是，在菌斑显示剂的帮助下，牙菌斑原形毕露，可以在刷牙前使用，使刷牙有的放矢，也可在刷牙后使用，检查刷牙效果。

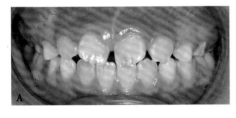
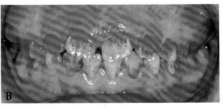

图 3-2　涂布菌斑显示剂前后的口内照
A. 涂布前　B. 涂布后

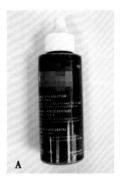
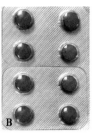

图 3-3　菌斑显示剂
A. 液剂　B. 片剂

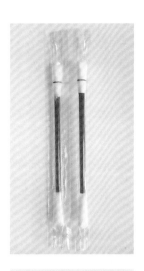

图 3-4　菌斑显示棒

9. 家长给孩子刷牙采用什么姿势既舒适又科学?

针对不同年龄段的儿童，家长帮助孩子刷牙的具体方法各不相同。

2 岁以下的孩子大多不能配合刷牙，所以刷牙主要靠父母来完成。给孩子刷牙时需要两个家长膝盖相对而坐，孩子平躺于家长腿上，一个家长用双手辅助固定孩子腿部，另外一个家长帮助孩子刷牙（图 3-5）。

2~3 岁的孩子已经开始模仿父母刷牙了，但是单靠孩子自己是刷不干净的，还要靠父母来完成。家长可以采用抱姿或坐姿。家长坐在沙

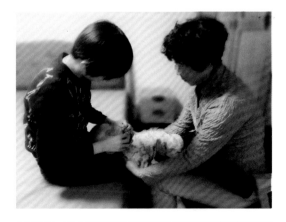

图 3-5　2 岁以下儿童刷牙的体位

发上，孩子躺在沙发上，头枕在家长的腿上。或者家长坐在沙发上，孩子坐在家长腿上，头后仰靠在家长左臂弯，家长用右手帮助孩子刷牙（图3-6）。

4~6岁的学龄前儿童刷牙能力显著提高，但仍需父母帮助，此时可以选择站姿。家长站在孩子的身后，使孩子和家长朝向同一方向对着镜子，孩子的头向后靠在家长的非优势胳膊上，家长用另一只手给孩子刷牙（图3-7）。家长给孩子刷牙的重点是选择舒适的位置和姿势，刷牙不一定非要在卫生间里进行，家长要能清楚地看到孩子的上下颌牙齿。

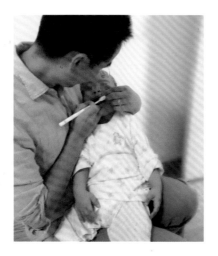 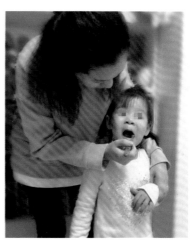

图3-6　2~3岁儿童刷牙的体位　　　　图3-7　4~6岁儿童刷牙的体位

10. 孩子不配合刷牙怎么办？

首先，要让孩子了解和意识到刷牙的重要性。可以采用有趣的方法，借用工具帮助孩子了解牙齿和刷牙。例如，和孩子一起读刷牙绘本，为孩子讲刷牙的小故事，或将刷牙变成游戏。

其次，尝试找到孩子不配合刷牙的原因。如果是不喜欢牙膏的味道，或是不喜欢牙刷的样子，又或是觉得刷毛太硬、刷牙很疼，可以适当更换。

另外，家长在帮助孩子刷牙时也要注意动作应轻柔，不要弄疼孩子。

再次，家长要有足够的耐心和决心。在刷牙的过程中可能会有一些不适，这对于年龄比较小的孩子是不太适应的，家长应该耐心引导，在不伤害孩子的前提下每天都要给孩子刷牙，待孩子习惯之后排斥心理会减轻，刷牙的困难就会减小。

最后，家长也需起到示范作用，以身作则。孩子常常喜欢模仿他人，家长的示范作用尤为重要。家长也可正向激励，承诺孩子在刷牙之后获得一个小奖励，在完成刷牙之后及时给予孩子称赞。

如今市场上出现了一些智能刷牙指导仪，通过牙刷上的传感器和手机App，刷牙变成了打怪物的小游戏，既提高了孩子刷牙的依从性，又能让家长直观地看到孩子的刷牙效果，更有针对性地指导孩子刷牙。

11. 低龄孩子应该如何清洁牙齿？

孩子 0~6 月龄，乳牙长出以前，父母可以将湿润的纱布缠在清洁后的手指上，蘸凉开水，轻轻清洁孩子的牙龈，并轻轻按摩，让孩子接受这个生活习惯。

孩子从长出第一颗牙开始，就应该刷牙。7 月龄至 1 岁左右的孩子上下颌各长出 4 颗乳牙时，可以用湿润的纱布擦洗牙面或使用指套牙刷蘸清水清洁孩子口腔，用刷头清洁牙齿，凸点清洁舌头，还要注意清洁牙齿间的缝隙。

1 岁以上的孩子要选择适合的儿童牙刷，家长帮孩子刷牙，推荐使用圆弧刷牙法。

12. 为了维护牙齿健康，孩子的饮食应该注意什么？

乳牙较恒牙更易患龋，这与乳牙的解剖形态、组织结构等因素有关。由于年龄小，儿童不能很好地清洁口腔，同时儿童睡眠时间长，自洁作用差，增加了患龋风险。此外，儿童的饮食多为软质食物，黏性强、含糖量高，易发酵产酸。因此，加强口腔卫生，正确合理饮食是防治龋病的重中之重，需要注意以下几方面：

（1）不要把喂奶（母乳或奶瓶）作为安抚入睡的方法，每次喂食后要注意清洁口腔。

（2）尽量选择有利于牙齿健康的食物，例如瓜果蔬菜、牛奶、蛋类、禽类、鱼类等，减少进食不利于牙齿健康的食物，例如糖果、巧克力、饼干、蛋糕、含糖饮料等。

（3）减少进食糖的次数，缩短糖在口腔里的停留时间，进食甜食后要喝白开水、漱口或刷牙。

（4）食糖应与正餐同步，尤其要注意睡前、刷牙后不吃甜食。

（5）对于特别爱吃糖的孩子，可以选用自然甜味剂，例如木糖醇、山梨糖醇等。

13. 孩子能使用漱口水吗？

孩子使用漱口水要慎重，需依情况而定，不可滥用。需要注意，任何漱口水都只是刷牙之外的口腔护理辅助手段，都不能代替刷牙和牙线对牙菌斑的机械性清洁作用，只有在认真刷牙的基础上才能发挥效果。

首先，要明确漱口水的成分。漱口水主要分为处方类和非处方类。处方类漱口水即常说的药物漱口水，一般不作为日常口腔护理用品，最好由医生指导使用。部分非处方类漱口水含酒精溶剂，儿童禁用。作为日常口腔护理用品的是非处方类非酒精类漱口水。对于儿童来说，含氟漱口水对于预防龋病有良好的功效。所以，在使用之前要看清楚漱口水的成分和使用说明，选择含氟、非酒精类漱口水。

其次，要明确孩子的年龄和具体口腔情况。6岁以下的孩子不建议使用任何漱口水。6岁以上的孩子已经具备了良好的咳出、吐出能力，有中、高度患龋风险的孩子可以使用含氟漱口水。

14. 孩子几岁能独立刷牙？

孩子 3 岁开始学习、锻炼自己刷牙，但是需要在父母的监督下进行。首先，需要家长帮助孩子挤牙膏，控制牙膏的用量。其次，家长要帮助孩子学习有效的刷牙方法，检查刷牙效果，对没刷干净的地方进行补刷。等到孩子能够比较熟练地掌握刷牙方法，并且确定能够自己刷好牙的时候，就可以独立刷牙，一般是 6 岁左右，这时候家长依然要注意检查和帮助孩子刷牙。

15. 孩子吃夜奶容易患龋吗？

低龄儿童出现重度乳牙龋坏，绝大部分与吃夜奶有关，具体有以下几种表现形式：

（1）中午或晚上睡前喝奶，喝奶之后不刷牙、不漱口直接睡觉，更有甚者要抱着奶瓶睡觉。

（2）1 岁以后晚上母乳喂养，每晚母乳喂养次数较多，3~5 次，有些甚至超过 10 次。

应对措施如下：

（1）每次喝奶后漱口，特别小的幼儿不会漱口，可以喂几口白开水。

（2）喝奶后、睡觉前，家长应仔细清洁孩子的牙齿，特别是晚上睡觉前。

（3）1 岁以后晚上睡觉前，建议以配方奶加辅食喂养，必要时夜间用配方奶喂养，白天母乳喂养。

16. 预防龋病的方法有哪些？

（1）规律饮食，少吃零食，切忌一天不停地吃，从早吃到晚。每天接触食物的次数过多是导致龋病的因素之一。应多吃蔬菜水果、粗粮等天然食品，少吃甜、软、黏的加工食品。

（2）每次进食后应充分漱口，减少食物残渣在口腔中的滞留时间，婴幼儿不会漱口可以喝几口白开水代替。

（3）从长牙开始，家长应每天帮助孩子使用含氟牙膏刷牙，直至 6 岁。6 岁后父母要检查孩子的刷牙效果，如果效果不理想仍需要父母帮助。此外，建议使用牙线清洁牙缝。

17. 婴幼儿可以用安抚奶嘴吗？

吸吮动作是婴幼儿获取自我安慰的一种方式，很多孩子会吃手或者吸吮安抚奶嘴，这是一种正常的表现。但是，过早给孩子使用安抚奶嘴有可能造成母乳喂养困难。因此，在出生后 2~3 周应避免安抚奶嘴的使用。此外，过度使用安抚奶嘴可能会引起口腔念珠菌感染及错𬌗畸形，所以 2 岁以上的孩子不建议继续使用安抚奶嘴。

18. 奶瓶使用不当会造成孩子牙齿不齐吗？

奶瓶使用不当会造成孩子牙齿不齐。使用奶瓶要让孩子的下巴和头处于放松位置。若长期姿势不对，可能会使孩子出现下颌前伸或下颌后缩。奶瓶过高，孩子需要仰脸伸下巴，容易出现下颌前伸。奶瓶太低，压迫下巴，可能会出现下颌后缩。因此，孩子用奶瓶时建议家长帮助扶着奶瓶，而不是让孩子自己抱着奶瓶喝奶。此外，建议 1 岁后逐渐用杯子代替奶瓶。

19. 孩子吃手会有哪些危害？

吃手的危害：第一，分散注意力，影响孩子形象；第二，手指长时间浸泡在唾液中会出现脱皮、湿疹等情况；第三，吃手会导致牙齿错位，影响咀嚼和美观。

1 岁以内的孩子偶尔吃手有利于神经发育，家长不要过度焦虑。1 岁之后逐渐减少，通常 3 岁停止。若 3 岁后出现频繁、持续的吃手现象就属于不良习惯了。

20. 孩子的不良习惯有哪些？如何纠正？

孩子的不良习惯包括吮指、吐舌、咬唇、咬指甲等。这些不良习惯或多或少都会影响牙齿或颌面部的生长发育，所以要戒除。通常从三个方面进行纠正：缓解孩子压力、配戴不良习惯矫治器、定期检查。只有孩子有治疗的意愿，孩子和家长依从性好，能够配合与坚持，才有可能戒除这些不良习惯。

21. 孩子常用一侧牙齿吃饭有什么后果？

如果孩子经常使用一侧牙齿吃饭或咀嚼食物，这一侧的牙齿、肌肉、骨骼得到了充分的锻炼，发育得好，而另一侧由于长期废用，得不到充分的锻炼，发育受到抑制。长此以往，面部肌肉和骨骼发育的对称性就被破坏了，脸就会长歪，严重的还会引起下颌骨关节的炎症或疼痛。

22. 乳牙拔除后马上能长出恒牙吗？

每颗恒牙都有萌出的时间，通常情况下，恒牙到了该长出来的时间才会萌出。乳牙虽然被拔了，但是恒牙还没发育到萌出的时间，不会马上就长出来。

如果乳后牙被拔除了，恒牙还要过几年才能萌出，医生会建议孩子戴间隙保持器，替补拔掉的乳牙，为将来的恒牙占据位置，防止其他牙齿侵占这个空缺。乳前牙拔除后，一般不影响恒牙的萌出间隙，可以定期观察。

第四章

"虫牙"的治疗

1. "虫牙"是牙齿里长"虫"了吗？

　　"虫牙"并不是牙齿被"虫"吃掉了，所谓的"虫"其实指的是口腔内的很多种细菌（特别是致龋菌）。致龋菌很挑食，只"吃"滞留在牙面的特定食物——碳水化合物，产生酸性产物和毒素，破坏牙体硬组织从而形成龋齿（俗称"蛀牙""虫牙"）。

2. 为什么牙齿会得龋病？

　　人的牙齿主要由钙、磷等无机物，水和一些有机物构成，龋齿的形成过程是：当致龋菌遇到牙齿表面存留的食物残渣，特别是其中的碳水化合物时，就会分解这些残渣并产生酸，释放细菌毒素。在酸和毒素腐蚀下，牙齿内的矿物质就会溶解（专业名称为脱矿），牙体组织被破坏，从而形成龋齿。

3. 为什么现在的孩子更容易有龋齿？

儿童确实是龋病的易感和高发人群，原因如下：

（1）孩子的牙齿（乳牙和新萌出的恒牙）矿化程度不如成人的恒牙，易受到酸性物质的侵蚀，其生理解剖结构特点有利于堆积食物残渣却不易清洁。

（2）随着食品加工生产能力的发展，儿童的饮食结构和习惯发生了很大的改变。配方奶的普及，种类繁多的含糖零食、饮料以及主食、辅食的精细化加工，使儿童普遍身处易患龋的饮食环境中。

（3）孩子自控能力差，喜食精细甜食，较难形成良好的口腔卫生习惯。

（4）儿童无法早期知道自己嘴里是否有龋齿，由于不能早期治疗，口内的细菌量高，龋病发展快，患牙数目多。

4. 龋病会传染吗？

龋病是一种由致龋菌感染引起的疾病，从这点上来说龋病会"传染"，但龋病不是严格意义上的传染性疾病。唾液是细菌传播的载体，父母及孩子的看护人可通过把食物嚼碎喂孩子，把食物放到自己口中试温度，用自己的餐具喂孩子及亲吻等方式将致龋菌传给孩子，特别是成人口腔内有龋齿或刷牙效果不好时，传播性更强。另外，孩子是否容易得龋病，除了跟口腔中感染的细菌有关，还和牙齿的抗龋能力、唾液的缓冲能力等有关，而这些存在一定的遗传因素。所以，如果父母容易患龋，就要特别关注孩子的牙齿健康。

5. 乳牙患龋不治有什么危害？

乳牙患龋是不能自愈的，龋洞会逐渐进展。乳牙患龋的危害主要有：

（1）严重的龋病可造成牙齿大面积缺损，导致吃饭塞牙，甚至疼痛，还会影响孩子的咀嚼功能和进食。

（2）如果孩子一侧牙痛或食物嵌塞，还可能导致偏侧咀嚼，长此以往会造成面部发育不对称，影响美观。

（3）严重的龋病会引起牙髓炎和根尖周炎。正常情况下每个乳牙下方在颌骨内都有一个恒牙胚，当乳牙发生严重根尖周炎感染（即使没有明显肿痛）时可能会波及恒牙胚，影响恒牙发育，造成恒牙牙釉质颜色改变，严重时会出现牙釉质缺损，影响恒牙萌出方向甚至导致恒牙不能萌出。

（4）慢性根尖周炎还是身体的感染病灶，在机体抵抗力降低时，可能会造成全身感染，比如低热、肾炎等。

（5）前牙区龋齿缺损过大时，会影响正确发音，并且"黑黑的"牙齿可能会对儿童的心理产生一定影响，造成其自卑心理。

（6）乳牙牙体缺损大或没有到替牙的时候乳牙就掉了，还会造成恒牙排列不齐。

由此可见，如果不治疗，将影响孩子一生的口腔健康。

6. 乳牙反正都要替换为什么要治疗？

龋洞内的细菌是不能通过刷牙彻底清除的，如果龋病不治疗会使孩子口腔中的致龋菌增多，易使相邻健康的牙齿也患上龋病。对学龄儿童，有些家长看到孩子开始换牙了，就认为乳牙龋病可以不用治疗了。殊不知，孩子替牙是一个相对漫长的过程，乳牙和新长出来的恒牙混合存在 6 年左右，乳牙龋不治疗还会增加换牙后恒牙的患龋风险，影响孩子一生的口腔健康。所以，尽管乳牙会替换，乳牙龋还是应该及早治疗。

7. 龋病有什么表现？

龋病的表现是多种多样的，可简单归纳为牙齿颜色、质地、形态的改变。龋病刚开始时牙齿仅仅是脱矿，表现为牙面失去光泽，呈现出白垩色的改变，但牙面没有实质性缺损（图4-1）。随着龋病的发展，牙面进一步被腐蚀，质地变软，进而会出现"牙洞"（龋洞）。口腔中细菌代谢产生的色素和食物中的色素可逐渐深入被腐蚀的牙面和龋洞，呈现出黑褐色。当龋病进展非常迅速，色素还没来得及渗入被腐蚀的牙面，牙面就崩解剥脱了，这时龋齿的颜色偏浅，质地更湿软，但危害更大（图4-2）。

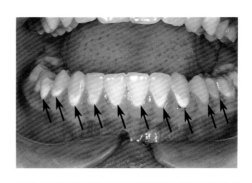

图4-1　龋损早期脱矿表现为牙面失去光泽，呈现出白垩色的改变，但牙面没有实质性缺损（箭头示）

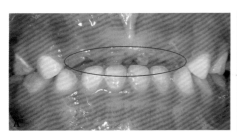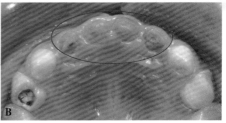

图4-2　2岁患儿上颌前牙龋坏进展迅速（红色线圈示）
A. 唇面观　B. 殆面观

8. 怎么判断孩子患了龋病？

很多人认为龋齿都是黑色的，其实不然。龋病刚开始时牙齿仅仅是脱矿，表现为牙面失去光泽，呈现出白垩色的改变。早期龋时牙面脱矿，表面硬度降低，粗糙，但牙面没有实质性缺损。随着龋病的发展，牙面进一步被腐蚀，会出现龋洞。口腔中细菌代谢产生的色素和食物中的色素可逐渐深入

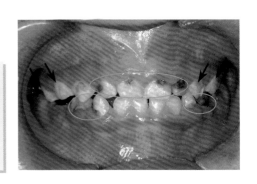

图4-3 4岁患儿上前牙龋。早期脱矿，表面硬度降低，粗糙，牙面没有实质性缺损（箭头示）。龋进一步发展，牙面被腐蚀出现龋洞，呈现黑褐色（蓝色线圈示）

被腐蚀的牙面和龋洞，呈现黑褐色（图4-3）。要想判断孩子是否患了龋病，应在仔细清洁牙面后，观察牙齿色、形、质的改变，如果发现异常或者不能确定的地方，应带孩子到医院检查，由医生检查并诊断。

9. 牙齿变黑了就一定是龋齿吗？

不一定。除了龋齿之外，有时候牙齿的咬合面窝沟里和靠近牙龈的位置会出现小黑点或黑线，但质地是硬的且牙面没有缺损，这其实是色素沉着（图4-4）。这些色素大多是食物来源，比如巧克力、可乐等，以及孩子常吃的一些"止咳糖浆"类的中药，在牙齿清洁不得力的情况下，日积月累就会造成色素在牙面上沉着。还有一部分是因为牙菌斑中某些特定菌群的代谢产生色素。总之，最主要的原因是没刷好牙。牙齿变黑是色素还是龋病，家长如果判断不清，应带孩子到医院检查，由医生进行诊断。

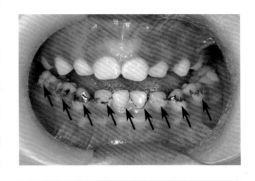

图4-4 下颌牙牙面色素附着（箭头示）

10. "奶瓶龋"是怎么回事?

"奶瓶龋"是由不良喂养习惯引起的,也叫"喂养龋",是一种发生在婴幼儿的龋病,最好发的部位是上颌前牙,主要表现为牙齿表面发黄或发黑,部分牙齿剥脱、缺损等现象。在孩子长牙后如果常常含奶嘴或乳头入睡,或夜间频繁喂奶,使牙齿浸泡在母乳或奶液中,加上婴幼儿睡眠时间较长,睡眠中唾液分泌减少,口腔清洁常不到位,这样的口腔环境有利于细菌繁殖,容易引发龋病。所以,建议家长在孩子牙齿萌出以后逐渐减少喂夜奶的次数,在1岁左右戒除夜奶,为孩子清洁口腔(包括刷牙或擦洗牙齿),每日2次,从而预防"奶瓶龋"。

11. 母乳喂养的孩子还会患"奶瓶龋"吗?

"奶瓶龋"不是由奶瓶引起的牙齿龋坏,而是由不良喂养习惯导致的,母乳喂养不当也会使孩子患龋。一般来说,母乳中含糖量低,与配方奶相比,母乳喂养的婴幼儿"奶瓶龋"的发病率相对较低,但母乳中含有乳糖,如果有含奶头入睡,夜醒时常用哺乳方式安抚孩子等不良喂养习惯,又没有很好地为孩子清洁口腔,母乳中的糖会留在牙齿上,经细菌作用后产生酸,腐蚀牙齿,出现"奶瓶龋"。

12. 不吃糖为什么也坏牙?如何科学吃糖?

导致龋病的糖指的是所有的含糖食品,也包括可酵解产生糖的碳水化合物。有的孩子虽然没有吃糖果,但很多食物中都含有糖的成分,如饼干、糕点、面包、各种含糖酸奶和加工奶,以及各种饮料等,加上口腔清洁不到位,从而导致龋病。

现在大家都知道，吃糖和所有含糖食品会坏牙。但生活中糖果和甜品是孩子快乐的源泉，是幸福童年的一部分，完全不让孩子吃糖是不现实的。怎样科学吃糖而不坏牙，是家长们关心的问题。

家长应学会控制和管理孩子对甜食的欲望，减少糖的摄入量。儿童减少进食甜食的次数往往比减少甜食的量更重要。如果要吃甜食，最好在餐前或餐后吃，尽量别放在两餐之间吃，特别是晚上刷牙后睡前不进甜食。另外，应注意及时清洁口腔，不给糖黏附于牙齿表面造成细菌繁殖的机会。做到以上这些，可以在一定程度上降低吃糖导致坏牙的机会。

13. 孩子早晚刷牙，为什么还会得龋病？

虽然孩子自己早晚刷牙，但常常刷得并不干净。如果牙齿得不到有效清洁，仍然会得龋病。刷牙时要注意清洁每颗牙齿的每个牙面，要做到面面俱到。一般来说，小于 6 岁的孩子应由父母帮助完成刷牙。孩子在 3 岁时学习刷牙，父母应监督并适当帮助孩子刷牙（可让孩子先刷，父母再进行补充）。刷牙次数每天不少于 2 次，每次刷牙时间不少于 2 分钟，入睡前和起床后必须刷牙。对学龄前儿童，如果家长每天只能给孩子刷一次牙，可在孩子睡前为孩子刷牙，早晨可以让孩子和家长一起，由孩子自己刷牙。另外，仅仅刷牙往往不能清理干净相邻牙齿缝隙内的食物残渣，需要用牙线才能彻底清洁，否则两牙间容易患龋。

14. 为什么孩子的牙缝间容易患龋？

有些孩子牙齿间存在缝隙，易嵌塞食物，刷牙后可能仍有很多残渣留在牙缝，容易形成龋齿。如果不使用牙线清洁牙缝，单纯刷牙不能有效清洁牙缝，牙缝间就容易患龋（图 4-5）。

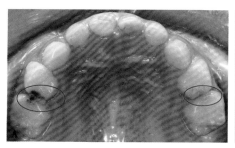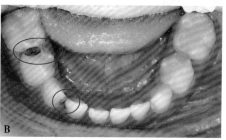

图 4-5 牙缝之间的龋坏（红色线圈示）
A. 上颌牙　B. 下颌牙

15. 得了龋病应该怎么办?

　　得了龋病应尽快就医，龋病越早处理，治疗相对越简单，费用越低，孩子的痛苦越小，对将来恒牙的影响越小。医生会根据牙齿龋坏的程度选择合适的治疗方案。如果龋坏较浅，仅需要补牙。如果龋坏已经很深，导致牙髓发炎、疼痛，就需要去除发炎的牙髓（俗称"牙神经"）再补牙。去除牙髓后牙齿往往缺损很大，残留的牙体组织比较脆容易折裂，常需要给牙戴个"牙套"，即金属预成冠（图 4-6）。如果乳牙龋坏时间较长，已伤及继承恒牙，应拔除该乳牙。综上所述，得了龋病应尽早治疗，否则龋坏会越来越严重，还会影响其他牙齿的健康。

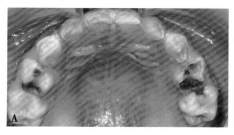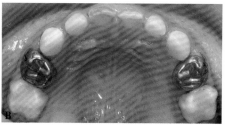

图 4-6　上颌双侧乳磨牙大面积龋坏使用金属预成冠进行修复治疗前后
A. 治疗前　B. 治疗后

16. 儿童补牙常用的材料有哪些？

充填治疗（俗称"补牙"）是用各类充填材料修补去除腐质后留下的牙体缺损部位，以恢复牙齿的外形。目前临床中常用的充填材料大致分为三大类：光固化复合树脂、玻璃离子水门汀和银汞合金，三类材料各有特点。

光固化复合树脂具有美观、易于塑形、较好粘接性的特点，广泛应用于各类乳牙和年轻恒牙的充填治疗。为获得良好的粘接力，光固化复合树脂充填体时要粘接的牙面为健康清洁的牙面，所以操作时对于血液、唾液污染的预防要求严格，如发生血液污染（牙龈出血）或唾液污染（如孩子用舌头舔了牙面或未固化的充填体），就会造成术后充填体脱落。

玻璃离子水门汀在美观、强度上不如光固化复合树脂，但其对牙髓的刺激性较小，治疗时相对耐湿，对血液、唾液的隔离要求较光固化复合树脂低。同时，材料本身含氟，可以缓慢释氟，具有一定的防龋能力，因此更适用于年轻恒牙的深龋治疗和极易患龋的低龄儿童的乳牙治疗或过渡性的充填。

银汞合金是传统的口腔科充填材料，美观及操作性差，牙体制备时需磨除的牙体组织相对较多，许多医院已不再使用，但因其价格低廉、耐磨性高，有些地区医院用于治疗乳牙和恒牙。

17. 补牙需要打麻药吗？

在补牙过程中，去除腐质时，龋洞越深离牙髓越近，越容易触发痛觉，孩子就越紧张。相较于成人，儿童更敏感，对疼痛的耐受力较低。因此，有效控制疼痛可以降低孩子对看牙的恐惧，能更好地配合治疗，是儿童牙病治疗成功的重要前提。口腔局部麻醉是消除治疗时疼痛的有效方法，医生会根据孩子的反应和龋洞深度来决定是否需要使用麻药。

18. 补过的牙会不会再坏？补的地方会不会掉？

补过的牙是否会再坏取决于孩子是否能做到很好刷牙和控制甜食。从理论上讲，补过的牙和没有治疗过的牙一样，如果暴露在充满了各类细菌，酸碱度不断发生变化的湿润环境，都会患龋。

补过的牙充填体是否会掉是由多种因素决定的。

（1）主要原因是术中有唾液或血液污染了牙面（在配合度不好的儿童最为常见），造成粘接失败。

（2）当牙齿缺损过大，剩余健康牙体组织少时，充填体往往也容易脱落。此时，医生会建议进行冠修复（乳磨牙常常使用金属预成冠）或其他方法进行修复（如年轻恒牙可能使用嵌体修复等）。

（3）牙齿每天都在被使用，长期的磨耗会使补牙材料发生老化，材料与牙齿之间产生裂隙，久而久之充填体就会脱落。

（4）补过的牙又发生了新的龋坏也是造成补牙材料脱落的重要原因。

19. 为什么有的孩子补完牙后会觉得疼？

引起儿童补牙后牙齿疼痛的原因可分为两大类：

（1）患儿不适应刚刚修补的牙齿，感到咬合不适或疼痛，这常是修补后的牙与原来有龋洞的牙形态不同，特别是在充填体有小高点时，会造成咬物时不适或疼痛。或者在根管治疗过程中，患儿对放入根管内的药物有反应，也会造成术后疼痛，这些反应多随时间推移自然缓解。

（2）牙髓的炎症导致牙齿疼痛。这常发生在深龋洞波及牙髓导致慢性牙髓炎，但治疗前患儿没有牙髓炎症状且去除腐质后没有露髓，医生采用了保留牙髓的充填治疗。此时，就要做"杀神经"的治疗（专业名称为根管治疗）。

综上所述，当补牙后出现疼痛时，应当及时就医，由医生来分析原因并进行相应的处理。

20. 补牙后饮食需要注意什么？

补牙后的饮食注意事项与补牙的过程和使用的材料有关，比如：玻璃离子水门汀或银汞合金充填2小时后才能进食，24小时内不能用补牙侧咀嚼。使用光固化复合树脂充填后一般不影响进食。如在治疗过程中打过麻药，则无论使用何种材料充填，均需2小时后才能进食。另外，治疗后还应遵医嘱定期复查。即使完成全口所有患牙的治疗，家长也应带孩子定期进行口腔检查（如每半年一次），同时帮助孩子纠正高糖饮食的习惯，养成良好的口腔卫生习惯，预防再患龋。

21. 为什么儿童补牙需要戴橡皮障？

橡皮障，顾名思义就是一张把"水"隔开的橡皮布（图4-7），它在口腔治疗的过程中主要有三个作用（图4-8）：

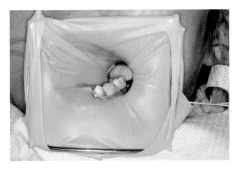
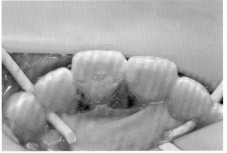

图 4-7 橡皮障

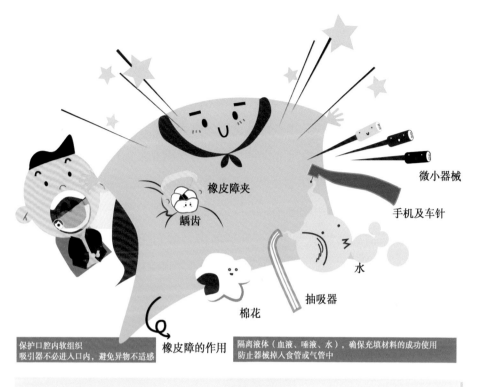

橡皮障夹

龋齿

微小器械

手机及车针

水

抽吸器

棉花

保护口腔内软组织
吸引器不必进入口内，避免异物不适感

橡皮障的作用

隔离液体（血液、唾液、水），确保充填材料的成功使用
防止器械掉入食管或气管中

图 4-8 橡皮障的作用

（1）将牙齿隔离，使口腔中的唾液不会流入医生操作的区域。补牙材料在使用时很怕受到唾液或血液的污染，否则会造成补牙失败，因此液体的隔离在补牙过程中非常重要。

（2）橡皮障会把各类口腔器械喷出的水隔开使之不进入孩子口中，吸液体用的吸引器也可不必伸入患儿口腔深部，可有效避免患儿的异物感。

（3）橡皮障可保护口腔软组织不被口腔器械割伤，预防口腔小器械掉入口中意外进入食管或气管中，从而降低医疗风险。特别是儿童，其自控能力较差，在治疗时舌头、嘴唇常常不听使唤，有了橡皮障的保护，可避免软组织被划伤。

22. 为什么有的牙齿坏了补上就行,有的却需要"杀神经"?

牙齿由外部坚硬的牙釉质、牙本质、牙骨质和内部柔软的牙髓组织构成。当龋坏仅限于硬组织,患者常感觉不到疼痛,或仅在冷热酸甜等刺激时出现疼痛,且刺激去除后疼痛立即消失,此时充填修复治疗后牙齿就能正常使用了。但如果龋蚀破坏了整个牙体硬组织层,牙髓腔"漏了",外界的细菌进入牙髓,造成牙髓组织发炎,在冷热酸甜等刺激时引发剧烈疼痛,且刺激去除后疼痛不能很快消失,还会在夜间出现剧烈疼痛,此时就需要"杀神经"。

23. 什么是牙髓炎?

顾名思义,牙髓炎就是牙髓发炎了。由于细菌、创伤、化学刺激等因素导致牙髓发生炎症反应,表现为轻微或剧烈的疼痛、咬物不适等。由于牙髓位于牙齿中央的牙髓腔中,牙髓腔周围是坚硬而无弹性的牙体组织,牙髓炎症的渗出物无处引流,会压迫牙髓内的牙神经,引起剧烈疼痛。急性牙髓炎止痛的重要方法是打开牙髓腔,引流炎症渗出液,减轻牙髓腔内的压力,缓解疼痛。慢性牙髓炎时疼痛较轻,但病程较长,也需要及时治疗。

24. "杀神经"是怎么回事?

牙髓感染后摘除牙髓的治疗俗称"杀神经"。临床上根管治疗包括一系列治疗操作,主要有去除感染的牙髓组织、清理和消毒牙髓腔和根管、充填根管、充填修复缺损的牙体组织等步骤。所以,根据牙髓感染的情况,有可能需要多次就诊。

25. 牙疼只吃消炎药就能好吗？

不能。吃消炎药是治标不治本的方法，由于没有去除感染源，只能暂时止疼或消肿，在身体抵抗力低的时候，还会再次疼痛，须及时就诊处理。

26. 孩子的牙齿疼痛自行缓解后是否不再需要治疗了？

不能不治疗。牙齿与皮肤、骨头等身体其他组织不一样，缺损后不能自愈。牙髓炎若不及时治疗，牙髓感染会继续发展，导致牙髓坏死。牙髓坏死后牙神经不再能传递刺激，疼痛暂时消失，这会给人以错觉，觉得牙疼"自己好了"。实际上，牙髓坏死后，炎症还会逐渐扩散到牙根周围的骨组织。在乳牙，严重时还会波及乳牙下方的恒牙胚，影响恒牙的牙胚发育。所以，牙齿不疼了不等于不需要治疗。

27. 什么是根尖周炎？

牙齿根尖有开口，即根尖孔，使牙髓组织与牙周组织和牙槽骨相通。当牙髓感染未及时治疗时，感染可沿牙髓向根尖方向蔓延，并向下向外扩散到牙根周围的骨组织，称为根尖周炎。根尖周炎常会导致牙根周围骨质破坏吸收，咀嚼时牙齿疼痛，对应的牙龈常可见红肿、脓疱（家长可以看到牙龈发红发肿，长脓包），甚至孩子可能会说嘴里有咸咸的味道。严重的根尖周炎甚至可能导致对应的嘴唇或脸颊肿胀，全身发热。家长一旦发现这些症状，要及时带孩子看医生治疗患牙。

28. 孩子牙疼得脸都肿了是怎么回事？

牙疼导致的脸肿常常是引起了颌面部间隙感染。当牙髓感染没有及时治疗时，炎症可顺着牙根蔓延到周围的软硬组织，感染严重时，牙根周围的骨组织和口腔软组织发生红肿等急性炎症反应，孩子会出现明显的疼痛、面部肿胀、哭闹，甚至伴有全身高热等症状。出现这样的情况，应及时就医。

29. 牙龈反复起脓包、流脓是"上火"了吗？

牙龈反复出现脓包及流脓（图4-9），常常是较为严重的牙髓根尖周疾病或牙周疾病的表现。家长一旦发现孩子有这些情况，应该及时带孩子就诊治疗，单纯"降火"不能去除病根，甚至可能因此延误治疗时机。

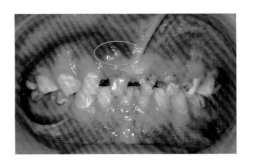

图4-9　上前牙严重龋坏，导致根尖脓肿（蓝色线圈示）

30. 什么是根管治疗？

当龋坏已经侵袭到牙髓，医生就需要对患牙进行根管治疗。根管治疗包括以下几个步骤：

第一步，把感染的牙髓去掉，去掉牙髓的牙齿就变成了死髓牙，不会痛了，但是比较脆弱。

第二步，去掉牙髓后，医生会用一种特定的小工具把贴在根管里的感染物去掉，冲洗根管，然后把消毒药物放入根管进行消毒，为下一步充填根管做准备。

第三步，用特定的药物将根管严密并永久充填，再用口腔科材料恢复牙齿的外部形态，这种材料比较硬，牙齿就可以正常使用了。

需要注意的是，根据牙髓感染的情况，每一步处理之后都要留一定的时间恢复，所以根管治疗可能需要多次就诊。

31. "杀神经"后牙齿还疼是怎么回事？

"杀神经"后牙齿还疼一般分为两种情况。

一种情况是在根管治疗过程中出现牙齿疼痛，这是由于有些患者对根管消毒或根管充填的药物敏感，或根管预备时的机械刺激激惹导致炎症急性发作，可造成治疗当天或第二天牙齿疼痛。如果疼痛不严重，多可自然缓解。如果疼痛严重，或出现牙龈肿痛，需及时就诊，在医生指导下使用抗生素治疗，或再次进行根管消毒处理。

另一种情况是治疗完成一段时间后牙齿又出现疼痛，常出现在术前被诊断为根尖周炎的患者。这可能是由于根管内充填的药物不能治疗根管周围牙槽骨内的感染，造成根尖周炎急性发作，引起疼痛。有时根管内有残留的感染牙髓，也可能造成牙齿疼痛，需及时就诊，由医生分析原因进行相应处理。

32. 乳牙"杀神经"后恒牙会没有牙神经吗？

乳牙和恒牙就像两颗种子（牙胚）独立发育的两棵树，牙神经并没有连在一起，因此乳牙"杀神经"后恒牙依然拥有牙神经（图4-10）。

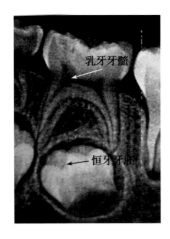

乳牙牙髓

恒牙牙胚

图 4-10 乳磨牙 X 线片，可见其下方的继承恒牙胚

33. 孩子从来没有牙痛过，为什么医生还是进行了"杀神经"治疗？

与恒牙相比，乳牙的牙神经相对迟钝，所以在龋病早期不会引起像恒牙一样明显的冷热酸痛，常没有典型的疼痛症状，再加上孩子语言表达能力不强或者害怕看牙的心理，容易导致家长误以为孩子从来没有牙痛过。医生除了会询问牙齿疼痛的过程，还会根据龋齿的深度、检查时的疼痛情况和 X 线片等判断孩子乳牙的牙神经是否健康。一旦发现牙神经有不能恢复的炎症，就需要进行"杀神经"治疗。一些受过外伤的前牙，牙神经也会出现炎症或者坏死，却没有明显疼痛，也需要"杀神经"。

34. 乳牙的根管治疗和恒牙有什么不同？

乳牙是要替换的，换牙是通过乳牙的牙根逐渐吸收最终脱落完成的，因此充填在乳牙根管里的材料要能被周围组织吸收，否则会影响乳牙的替换。恒牙需要终身使用，故根管内充填的材料一般是不被吸收的。这是乳牙、恒牙根管治疗的最大区别。

35. 根管治疗后的牙齿为什么需要做冠?

根管治疗很重要的步骤是去除感染的牙髓,牙髓是人体中比较特殊的组织,牙髓中除了有牙神经以外,还有血管和牙髓细胞,可以营养牙体硬组织。根管治疗后,失去牙髓组织营养作用的牙齿,好比从大树变成了木材,没有了韧性,容易折断。再加上龋损和根管治疗需要去除一部分牙体组织,牙体组织缺损大,所以需要用牙冠把残余的牙体包起来,恢复外形的同时防止牙齿折裂(图4-11)。

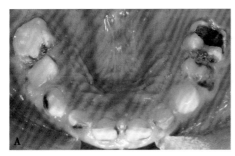 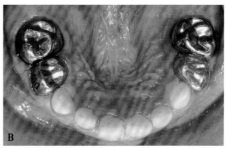

图4-11 两侧下颌乳磨牙大面积龋治疗前后
A. 治疗前 B. 治疗后

36. 乳牙治疗用的牙冠和恒牙有什么区别?

这好比成品衣服和量体裁衣。由于乳牙是要替换的,乳牙冠在口腔中存留的时间不需要太长(一般为3~5年左右),并且孩子不耐受复杂操作,所以乳牙治疗用牙冠绝大多数为预成冠。医生会根据孩子牙齿的大小,选择合适型号的预成冠,再根据标准预成冠的形态,对牙齿进行必要的修正,使牙冠戴入后在高度和宽度上均适合孩子的口腔咬合。乳牙治疗用牙冠多用在乳磨牙上,以不锈钢预成冠为主。乳前牙使用透明成形冠树脂修复技术,虽然使用了赛璐珞冠，但其作用只是为了在树脂修复时塑形，充填后需要去除。国际上也有新型的瓷预成冠，可应用于乳前牙和乳磨牙。

恒牙需要终身使用，并且成人的咬合力大，对冠的精密度、耐磨度和强度的要求远高于乳牙，所以恒牙通常使用个性化的定制冠。在后牙区，恒牙冠的主要材料有金属冠（特别是贵金属）、金属烤瓷冠和全瓷冠，前牙区为金属烤瓷冠和全瓷冠。制作程序类似于量体裁衣的过程：先将牙齿磨小，将来的牙冠有多厚就需要磨除多少牙体组织，这样才能保证将来戴上牙冠后牙齿的大小与原来牙齿的大小一样。然后，制取牙齿模型，送到加工中心制作牙冠。接下来，复诊试戴牙冠，对牙冠进行必要的调整。最后，将其粘接到牙齿上。如果牙体组织缺损较大，单纯的冠不足以牢固地粘接在牙上，需要在牙根内放置"桩"以增强固位力。

37. 为什么有些龋齿需要拔除？

严重的龋坏发展到后期只剩下残冠、残根，可能成为孩子嘴里的慢性病灶。残留的尖锐碎片会损伤其周围的口腔黏膜，还容易存留食物残渣，不利于口腔清洁，对于没办法再修复的牙齿，只能考虑拔除。另外一种必须要拔除的情况是乳牙根尖炎症影响到下方继承恒牙的发育（图 4-12）。这种情况没有有效的治疗方法彻底消除炎症，即便暴露在口腔中的牙齿组织破坏不多，也必须拔除，否则会影响孩子恒牙的健康。

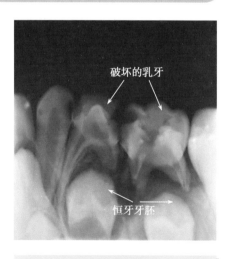

破坏的乳牙

恒牙牙胚

图 4-12　乳牙龋齿变成残冠，导致下方继承恒牙胚周围骨板破坏，必须拔除乳牙

38. 儿童拔牙后应注意哪些问题？

首先，咬紧棉卷不放松。拔牙后应该咬紧拔牙创口上的止血棉卷30分钟才能吐掉。不要频繁更换棉卷，以免刚形成的血凝块脱落，因为血凝块有封闭创口、防止感染、促进创口正常愈合的作用。

咬棉卷的过程中，唾液腺受到刺激会分泌较多的唾液，拔牙后会渗出少量血液，就像一滴墨水可以染红一盆清水一样，口水会呈现红色，造成"出血不止"的假象。此时，家长不要紧张，应该让孩子尽可能咽下口内的唾液，不要频繁吐口水，以免造成血凝块脱落。另外，吐掉棉卷后，如果唾液中有少量血丝也是正常的。

由于拔牙时需要注射麻醉药，会导致舌头、嘴唇和局部口腔黏膜的麻木。对这种异物感，孩子常出于好奇会不自主地咬舌、唇、颊等黏膜，由于缺少疼痛反射的保护，孩子用力过猛可造成损伤。因此，在麻醉后的2小时内一定要叮嘱孩子不要咬嘴唇，拔牙后2小时内不能进食，24小时内不吃过热的食物，不能用力漱口，不要因为好奇触摸拔牙创口，其主要目的也是防止拔牙创口上的血凝块脱落，且需要保持良好的口腔卫生，以免感染。

39. 为什么有些孩子拔牙后，医生还让做间隙保持器？

由于外伤、龋病、牙髓病等各种原因，孩子的乳牙或者年轻恒牙会过早缺失。这种情况发生后，缺失乳牙相邻的牙齿可能会向缺隙处移动，间隙将在短时间内减小。间隙变小后，早失乳牙的继承恒牙将失去萌出空间而出现萌出不齐等问题。早失的恒牙同样会导致邻牙移动以及对颌牙伸长，从而造成牙列不齐，同时对成年后的修复也会造成不良影响。因此，牙齿过早缺失后需要用适当的间隙保持器来维持间隙（图4-13）。

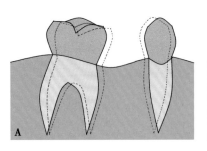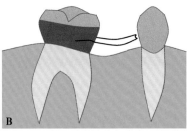

图 4-13　牙齿缺失造成间隙变小，戴用间隙保持器维持间隙

A. 牙齿缺失后缺失牙两侧向中间移动造成间隙变小　　B. 戴间隙保持器

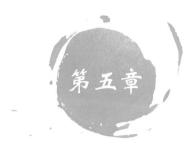

第五章

牙 外 伤

1. 乳牙外伤有什么危害?

在乳牙的牙根下方有恒牙胚,所以乳牙发生外伤(图5-1)主要的危害是影响恒牙胚的正常发育,导致恒牙可能出现以下情况:

（1）萌出异常:乳牙的挫入性外伤累及恒牙胚或根尖继发炎症,可能导致恒牙胚位置发生改变,从不正常的方向萌出,或者萌出时间较晚。

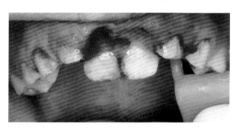

图5-1 乳牙外伤

（2）牙齿形态异常:恒牙胚处于发育状态时受到损伤,有可能导致牙齿形态发生改变,从而出现牙冠畸形、牙釉质发育不良等情况。

（3）严重的外伤甚至可使恒牙胚停止发育、坏死,导致恒牙无法萌出。

（4）在婴幼儿，严重的牙齿脱出会使牙齿极度松动或脱落，处理不当可能造成误吞或误吸，引起严重损害。乳牙硬组织折断和牙周组织损伤还可引起牙髓、牙周组织感染，若不及时治疗也有可能影响恒牙胚的正常发育，导致不良后果。

综上所述，乳牙发生外伤，一定要及时到医院就诊。

2. 恒牙外伤有什么危害？

恒牙外伤后牙齿可能会出现松动、牙冠折断（图 5-2）、牙根折断、牙齿移位、牙髓损伤，如果牙髓损伤严重或者处理不当，就会造成牙髓炎症，严重时可能会影响年轻恒牙的发育，使牙根停止发育或牙根吸收，甚至导致牙齿被拔除。有的牙齿外伤后折断无法修复外形，或因外伤而被拔除，还会影响儿童的咀嚼功能、发音和美观，对儿童心理造成不良影响。所以，家长一定要重视牙外伤，做到积极预防、及时就诊和定期复查。

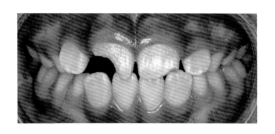

图 5-2　双侧上颌中切牙外伤折断

3. 怎样预防牙外伤？

预防牙外伤最重要的是孩子的监护人要有防范意识，尤其要注意更容易发生牙外伤的低龄儿童。教育儿童参加活动和游戏时，要熟悉活动场地，最好穿防滑运动鞋，准备好运动防护用具，如进行剧烈或对抗性运动之前，最好戴头盔或运动防护牙托等防护用具。另外，做好相关的知识储备，在遇到孩子牙外伤时，具备正确的简单的处理能力，并尽快到医院诊治，将伤害降到最低。

4. 为什么孩子外伤的牙齿需要定期复查?

儿童牙外伤通常是牙齿、牙龈黏膜及牙槽骨等多种组织损伤。孩子正处于生长发育过程中,外伤时患牙牙根往往未完全发育完成,牙髓及牙根的状态、疾病愈后及转归不易确定,需要及时复查了解外伤牙齿的愈合情况,进行相应的处理。儿童牙外伤的预后较为复杂,有不确定性,需要家长重视,并配合医生进行定期复查。

根据牙外伤的程度和类型不同,复查时间有所不同:

(1)对于牙根已基本发育完成的外伤牙,复诊观察时间不应少于 12 个月。

(2)对于牙根未发育完成的外伤牙,至少复查到其牙根长成为止。

(3)对于完全脱出的再植牙,可能需要终身复查。

总的来说,在孩子牙外伤初期,可在治疗结束后 1 个月、3 个月时复查。如果复查时没有发现不良表现,以后可以每 6 个月复查一次。因为牙外伤的情况不同,具体复查时间应咨询医生。

5. 孩子牙外伤治疗结束后应该注意什么?

受过外伤的牙齿常常伴有牙体、牙髓以及牙周组织的损伤,应避免用受过外伤的牙齿咬食硬物,以免影响松动牙齿的愈合,且不宜食用过冷或过热的食物,因为冷热刺激会对牙髓愈合有不良影响。一定要注意避免患牙再次受外伤。同时,应注意保持口腔卫生,如出现不良表现(如牙齿疼痛、牙龈肿胀、牙齿松动等)应及时到医院就诊。总之,家长应遵医嘱,进行定期复查。

6. 孩子的门牙被撞松了怎么办?

孩子的门牙受伤后发生松动,可能是整个牙齿都松动,也可能是因为牙齿发生折断后导致的松动。这时候不要触碰受伤的牙齿，应尽快到医院进行治疗。医生会根据牙齿的情况进行松牙固定或者其他相应处理。牙齿松动说明牙周组织受到了损伤，家长千万不要认为牙齿完整就觉得不用处理。

7. 牙齿磕掉一小块儿能长出来吗？

牙齿磕掉一小块儿是不可能再重新长出来的。牙齿是由牙釉质、牙本质、牙骨质（医学上称作牙齿硬组织）和牙髓（医学上称作牙齿软组织）组成。牙齿的硬组织部分是人体唯一有缺损无法再生的组织，因此牙齿的硬组织部分磕掉后不可能再长出来了。

8. 孩子的门牙摔断了怎么处理？

门牙摔断有两种情况。一种是折断面没有损伤到牙髓（图5-3）。这种情况相对简单，医生可以用修复材料恢复牙齿的外形，长期观察牙髓状态即可。另外一种是折断面过深损伤到了牙髓，此时处理就相对复杂了。如孩子年龄较小，牙齿发育未完成，折断时间不长，可以考虑活髓切断术保存牙髓，但如果折断时间过长或牙根发育已经完成，一般要进行根管治疗。外伤的情况很复杂，医生会根据患儿的年龄和牙齿外伤的具体情况给予不同的处理。

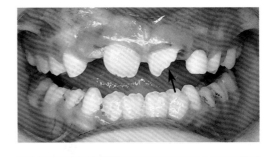

图 5-3 牙齿外伤折断未损伤牙髓（箭头示）

9. 孩子牙齿摔伤露牙髓了还能保牙髓吗？

孩子刚换完不久的牙齿，一旦因为外伤导致牙髓暴露，应尽早到医院就诊。暴露时间越短，牙髓组织保存的希望就越大。

如果牙髓组织暴露面很少，暴露时间短，暴露面又比较清洁，可以行牙髓切断术保留部分牙髓。具体的做法是切除污染的、有炎症或者坏死的牙髓组织，保留健康组织，然后覆盖相应的药物，并且用补牙材料恢复牙齿外形，这样牙髓就有可能得以保留，维持其促进牙齿发育的功能。

10. 如果牙髓保不住了，没长成的牙根还能再长吗？

恒牙刚萌出时，牙根还没有发育完成，需要 3~5 年才能发育完成。此时如果牙齿因为外伤导致牙髓保不住了，甚至牙根也发炎了，如果不进行处理牙根将停止发育，使恒牙牙根较短，根管壁薄。这种情况应及时到医院就诊。如果牙齿的发育及炎症状态允许，可以将药物填充在根管内，使没发育完成的牙根继续生长。同时，应定期复查牙根发育的情况，医生会根据具体情况进行处理。

11. 孩子牙齿撞伤后不见了怎么办？

孩子牙齿撞伤后发现牙齿不见了，不要着急，要仔细查看、寻找牙齿。牙齿可能脱落于体外，发现脱落的牙齿后最理想的方式是将牙根用净水冲洗后放回原位，到医院进一步处理。如果没法放回原位应将牙齿放到牛奶或生理盐水中妥善保存，到医院尽早再植。如果没能找到脱落的牙齿，还可能是牙齿被撞入牙槽骨或面部的其他部位，更要尽快到医院就诊。

12. 摔掉的牙齿能再植回去吗？乳牙外伤脱落需要再植吗？

如果摔掉的是恒牙，包括牙根未发育成熟的年轻恒牙，如果牙齿摔掉的时间不长，并且保存得当，一般是可以再植的。发生这种情况要尽早到正规医院进行处理。

如果摔掉的是乳牙，一般不再植。如果将脱落的乳牙再植，往往会发生牙齿和骨的固连，可能会影响继承恒牙胚甚至相邻牙的恒牙胚，从而影响恒牙的发育，所以乳牙因外伤完全脱落一般不需要再植。

13. 牙外伤脱落后应如何保存？

牙外伤后脱落的离体牙需要适当保存，才能提高再植术的成功率。

牙外伤后最理想的情况是：在事发现场能够迅速捡起脱落的牙齿，拿着牙冠部，用自来水简单冲洗，直接将牙齿放回原位，并小心地合上嘴，速到医院就诊。如果不能把牙齿放回原位，可以把牙齿放到保存液中带到医院，目前最理想的保存液是 Hank's 平衡盐溶液（HBSS）和 Via Span 溶液，这些可能难以在事故地点获得。如果没有这两种溶液，家长可以选择 4℃新鲜牛奶、生理盐水来代替，也可将牙齿含在嘴里保存，不过年龄小的孩子可能有误吞的风险。

注意：不要将牙齿长时间保存在干燥环境中，例如用纸巾包起来捏在手中，或将牙齿浸泡在自来水中，这些都会影响再植牙齿的成活率。

14. 影响牙齿再植术成功率的因素有哪些？

外伤脱落牙齿的保存方法、外伤牙齿从脱落到重新植入原位的时间、孩子的年龄和外伤牙齿牙根的发育成熟程度都会影响再植的成功率。牙齿发育早期、保存得当并且离体时间短的牙齿有更高的再植成功率。

15. 牙外伤后变色是怎么回事? 牙齿外伤后牙龈起肿包了是怎么回事?

牙外伤一段时间后, 有的牙齿会出现轻重不等的变色。有的外伤牙早

期牙冠呈现暗红色, 这是由于外伤
后牙髓充血导致的, 避免冷热刺激
后有的可自行恢复。但外伤后较长
时间, 有的牙齿发生明显变色, 呈
现暗灰色(图 5-4)。这种情况是由
于患牙的牙髓组织发生感染和坏死
导致的, 需要摘除坏死的牙髓并及
时行根管治疗。

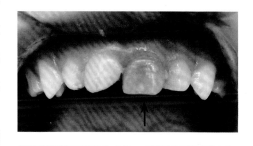

图 5-4 外伤后牙冠呈暗灰色(箭头示)

牙齿外伤后牙龈起肿包是由于患牙的牙髓组织坏死后没有得到及时处
理, 进一步发展为根尖周围的炎症, 并扩散到包绕牙根的颌骨骨膜下, 导致
牙龈局部肿胀。

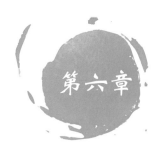

第六章

儿童牙列不齐

1. 孩子牙列不齐与食物太精细有关系吗？

食物太精细对孩子牙列不齐有一定影响。咀嚼对颌骨能产生正常的生理刺激，帮助颌骨正常发育。如果孩子喜吃软食，其咀嚼能力降低，会在一定程度上影响颌骨的正常生长，从而导致牙列拥挤、牙列不齐。此外，牙列不齐还与遗传、龋齿等因素有关。

2. 龋病对牙列不齐有影响吗？

龋病在很多情况下，可造成孩子牙齿排列不整齐。

（1）容易引起牙齿移位。当牙齿发生龋病时，会出现龋洞，如果龋洞出现在与邻牙接触的牙面，会破坏两牙间的接触点，导致相邻牙齿向龋齿方向移位。一旦龋齿需要被拔除，又没有及时采取措施保留该牙所占的间隙，这种移位会更加明显，进而造成恒牙萌出困难。

（2）可造成咀嚼功能减弱，对颌骨的正常生理刺激减少，影响颌骨的正常发育。

（3）可引发牙髓及根尖周病，引起疼痛，导致部分患儿不敢用疼痛侧牙齿咀嚼，久而久之会养成偏侧咀嚼的习惯，造成面部一侧大一侧小，发育不对称。

3. 孩子牙列不齐应该怎么办？

发现孩子牙列不齐应到口腔专科医院进行检查和诊治，及时发现牙列不齐的原因，尽早干预。孩子刚开始换牙时，新长的牙齿可能会出现暂时性的不齐、拥挤的情况，可以观察，暂时不处理，叮嘱孩子多吃粗纤维食物刺激颌骨发育。除此以外，需根据具体情况进行相应的治疗。

4. 牙列不齐一定要等到 12 岁才能矫治吗？

不是所有的牙列不齐都要等到 12 岁。在适合的时间，孩子愿意配合治疗并且已经明确诊断的情况下，尽早去除可能造成或加重咬合异常的后天因素，并且对已经出现的咬合异常进行治疗（图 6-1），引导儿童口腔颌面系统的正常生长发育，从而可减少严重的错𬌗畸形以及牙外伤的出现，降低恒牙

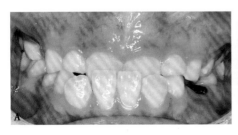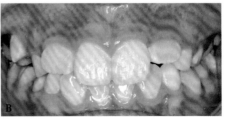

图 6-1　9 岁患儿个别牙反𬌗矫治前后

A. 矫治前　B. 矫治后

正畸治疗的难度，部分患者甚至可以免去后期的二次治疗。因此，对于家长来说，发现孩子出现咬合异常后，要尽快前往专业的口腔医生处就诊咨询，以制订最合适的治疗方案，而不要盲目等到 12 岁。

5. 多大年龄可以进行牙齿矫治？

许多家长都很关心自己的孩子什么时候能开始牙齿矫治。有的担心矫治晚了耽误孩子，有的则怕孩子太小不能耐受治疗。根据儿童颌面部生长发育阶段、儿童配合度、治疗目的，矫治的时机大致分为 3 个阶段：

（1）3.5~5.5 岁乳牙期矫治：主要治疗会造成咀嚼效率下降、肌肉、骨骼及关节发育异常的错𬌗畸形，如反𬌗（俗称的"地包天"）、偏𬌗（牙齿咬合时偏向一侧）等。同时，也应早期纠正口腔不良习惯（如吮指、口呼吸等）。

（2）6~12 岁替牙期矫治：对可能影响颌面发育及咬合关系的牙齿错𬌗畸形可以早期干预。

（3）12 岁以上恒牙期矫治：单纯的牙列不齐而无颌骨和功能问题，可以等到乳牙换完以后再行矫治，该时期适用于大部分人的矫治。

合理有效的乳牙期、替牙期矫治，能为孩子颌面部发育创造良好的条件，降低严重错𬌗畸形的发生率及恒牙期矫治的复杂程度。但并非所有矫治都是越早越好，不当的早期矫治有时白费工夫，甚至适得其反，须由专业医生评估判断。

6. 什么是"地包天"？

"地包天"医学上称为反𬌗。在正常的咬合状态下，牙齿应该是上排牙齿包住下排牙齿的。家长如果发现孩子的牙齿是下排牙齿包住上排牙齿，就要注意孩子是不是反𬌗了。反𬌗可以是一颗牙或几颗牙，可以是乳牙或恒牙。

7. 孩子反𬌗应该怎么办？

反𬌗影响孩子面部美观和功能。建议家长一旦发现孩子反𬌗就要及时就诊，寻找导致反𬌗的病因，根据具体情况相应处理。如果有必要，医生会在孩子能配合的情况下早期进行矫治。

8. 父母反𬌗孩子会遗传吗？

反𬌗有明显的家族倾向。如果父母是反𬌗，孩子反𬌗的概率明显大于普通孩子，且严重程度也高于普通孩子。但并不是父母反𬌗，孩子就一定会反𬌗。

孩子出现反𬌗的原因很多，父母遗传只是其中的一部分原因，不必过多担心。但如果父母有反𬌗，应引起重视，注意观察孩子的口腔发育情况，定期进行口腔检查，如有反𬌗则可以早期干预。

除了遗传因素外，反𬌗还受先天性疾病及全身性疾病的影响，例如唇腭裂或佝偻病等。另外，其他不良习惯，如喜欢前伸下巴、平卧抱奶瓶吃奶，或只喜欢吃软食导致牙齿磨损不够等，也会引起反𬌗。

9. 乳牙列期牙齿反𬌗需要治疗吗？

乳牙列期反𬌗是指孩子在换恒牙前（一般是 6 岁之前），在正常咬合状态下，下颌牙咬在上颌牙外面，呈反咬合状态。乳后牙未完全萌出前（一般是 3 岁前），孩子喜欢用前牙吃东西，出现暂时性反𬌗可以先观察。乳牙完全萌出后，乳牙列期反𬌗会影响孩子的咀嚼功能、发音及美观，大多数需要治疗。否则，除牙齿本身受影响外，还会影响上下颌骨的生长发育，增加下颌永久性偏斜及面部不对称的可能。

10. 乳牙列期牙齿反𬌗可能复发仍需要治疗吗？

需要治疗。有些家长担心乳牙列期反𬌗治疗后复发的问题，认为可以等牙齿替换完毕后再进行矫治，否则是重复治疗。这种观点是错误的。乳牙列期的反𬌗治疗对于孩子咬合关系、颌面部的发育均有积极的作用（图6-2）。而且，任何时期的反𬌗治疗都有可能复发，这可能是口腔不良习惯未纠正、骨性反𬌗等原因造成的。

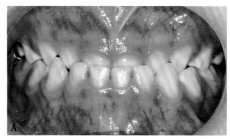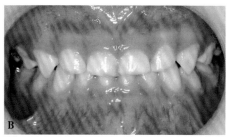

图 6-2 4 岁患儿乳前牙反𬌗矫治前后
A. 矫治前　B. 矫治后

11. 乳牙会换为什么还要矫治？

乳牙列期的一些错𬌗畸形会降低孩子的咀嚼能力，长此以往会造成孩子颌面部发育不良甚至畸形，以及全身营养摄入不足等问题。因此，乳牙列期的矫治就是为了让孩子形成正确的咬合关系，为颌面部肌肉、骨骼及关节发育创造良好的条件，避免随生长发育而发生更严重的后果。当孩子从小有了良好的咀嚼习惯和牙列发育条件后，恒牙就更容易替换整齐。即使再发生咬合异常，程度也比较轻。因此，家长应定期带孩子到专科门诊进行口腔检查，在医生的指导下，对会影响颌面部发育的乳牙错𬌗畸形进行及时矫治。

12. 为什么有的孩子需要多次矫治？

各个年龄阶段有各自不同的矫治方法和目的。有些孩子虽然在乳牙列期或替牙早期进行口腔不良习惯的干预或者功能性矫治，例如前牙反𬌗的矫治、个别牙矫治、肌功能训练等，但到了换恒牙后仍存在牙列不齐的问题，需进一步矫治。当然，个别孩子正畸治疗后会出现复发的情况，也需要多次矫治。

13. 矫治牙齿都需要拔牙吗？

矫治牙齿不是都需要拔牙，医生会根据临床检查结合影像学辅助检查手段（如口内外照片、全景片、侧位片、CBCT 等），对每一个患者进行具体测量分析，判断是否需要拔牙，拔哪些牙。当牙槽骨的空间不足以容纳那么多牙齿时，很可能需要拔牙来获得额外的空间使牙齿排齐。

14. 可以在网上买矫治器自己治疗吗？

不能。矫治牙齿是一个专业而复杂的医疗行为，家长不能自行购买矫治器治疗。矫治前，医生需要在详细的检查之后为每个孩子制订不同的治疗计划。而且，在矫治过程中，医生需要根据孩子生长发育的变化，及时调整治疗方案。因此，家长必须带孩子前往正规的医院诊断并治疗。

15. 牙齿矫治期间应该怎么预防龋病？

牙齿矫治期间，由于矫治装置的干扰，给刷牙增加了很大难度。如果这期间孩子口腔护理不当，很容易引发龋病，甚至发展成牙髓病、根尖周病。因此，在牙齿矫治时应注意以下几点：

（1）矫治前应治疗口内龋坏牙齿。

（2）对窝沟较深的磨牙进行窝沟封闭，并定期涂氟以预防龋病。

（3）矫治期间调整饮食习惯，限制含糖食物的摄入和采用蔗糖代用品，减少龋齿的发生。

（4）建议选用正畸专用牙刷配合牙间隙刷清洁牙齿。矫治期间应做好每一天的刷牙工作，尽量要求孩子在每次进食后及时刷牙。从戴矫治器的一侧牙面开始，以轻柔横向画圈的方式刷牙。矫治器之间应使用牙间隙刷清洁。

16. 孩子夜磨牙需要处理吗？

夜磨牙是指在夜间睡眠状态下，孩子无意识地出现上下颌牙齿紧咬合并来回磨动的行为，多发出咯吱咯吱的声音。夜磨牙的主要危害有：首先，夜磨牙时存在持续而较强的咬合力，过强的咬合力可能会损伤牙齿，使牙齿过度磨损，出现敏感甚至疼痛。其次，夜磨牙会使咀嚼肌肉过度收缩，引起肌肉疲劳、疼痛，有些甚至引起偏头痛。

严重的夜磨牙是需要治疗的。首先，应排除消化系统疾病，如有寄生虫、胃肠功能紊乱等。其次，到口腔科检查有无牙齿咬合问题，如喜欢用一侧牙齿吃东西，存在咬合干扰等。再次，在睡觉时戴夜磨牙殆垫。此外，还需考虑孩子的精神因素，注意孩子是否比较焦虑，压力过大，精神过于紧张等，帮助孩子调节情绪并适当放松，必要时可求助心理医生。

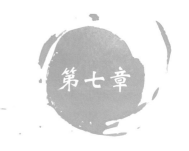

第七章

儿童牙周及口腔黏膜相关疾病

1. 为什么有的孩子容易塞牙？

有的孩子在乳牙列期及换牙的时候容易塞牙，主要是乳牙的结构特点引起的。乳牙比恒牙的牙缝更大，容易造成食物嵌塞。同时，乳后牙之间接触面积较大，不利于食物自行清除，容易嵌塞。此外，儿童乳牙邻面龋较常见，牙缝之间的龋洞容易加重塞牙症状。新长的牙齿未完全萌出到位时，与邻牙有台阶，食物容易嵌入两颗牙中间。

乳牙食物嵌塞非常普遍，家长应帮助孩子刷牙并且使用牙线，以免产生不良影响。

2. 孩子经常塞牙有什么危害？该怎么办？

孩子塞牙后，局部清理不干净，使细菌聚集，会造成以下危害：牙龈发炎，孩子会不舒服或者疼痛影响进食，刷牙出血，引起口腔异味。久而久之，可使邻近牙面发生龋坏，加重塞牙症状。龋病进一步发展，可导致牙齿内部的牙髓或牙根周围发炎，疼痛更严重甚至出现面部肿胀。

如果孩子经常塞牙，首先应找专业医生检查，排除邻面龋等疾病。其次，应用牙线及时清除嵌塞的食物，尽量不用牙签。

3. 孩子刷牙经常出血是怎么回事？

如果刷牙不彻底，牙齿及其周围食物残渣堆积，牙菌斑附着，久而久之形成牙石，附着在上面的细菌产生的毒素可使牙龈发炎。此时，牙龈颜色变红变暗，轻轻一碰就出血，刷牙时出血更明显，孩子往往怕出血而不敢好好刷牙，牙龈炎症会进一步加重。如果听之任之，牙周组织进一步破坏，就会发展成牙周炎。

发生出血的时候，一般通过洁牙或口腔清洁去除局部的软垢、牙石，再酌情局部上药，牙龈炎症会好转。但是，如果孩子刷牙出血明显时，需要及时就医，排除全身性疾病。

4. 孩子牙龈在要长牙的位置上出现血疱是怎么回事？

牙齿要突出牙龈黏膜前，有的孩子会有不舒服的感觉，喜欢用手摸或用玩具碰触，相应位置的牙龈黏膜局部肿胀、变软，内含组织液和血液（牙齿萌出本身也可能引起局部组织液和血液的聚集），呈青紫色，看起来像血疱。一般情况下，可自行破溃，牙齿能自行萌出，但如果影响进食或牙齿萌出，建议到医院切除部分组织暴露牙冠。

5. 孩子长牙时牙齿上盖着牙龈且疼痛是怎么回事？

孩子牙齿萌出时，白色的牙冠一部分先露出来，还有一部分仍然被牙龈覆盖（图 7-1），牙龈和牙齿交界的地方形成一个"口袋"，容易聚积食物残渣和细菌。如果刷牙不认真，口腔卫生情况不良，食物残渣和细菌聚积，久而久之牙龈会因为这些刺激而发炎，出现红肿、出血等表现。一般轻微的炎症不需要特殊处理，保持口腔清洁，认真刷牙

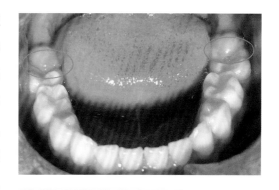

图 7-1　覆盖在牙面上的牙龈（蓝色线圈示）

即可，随着牙齿的萌出这种情况会慢慢消失。如果疼痛比较严重，影响张口或进食，须及时就诊。

6. 为什么孩子会起口腔溃疡？

口腔溃疡是一种比较常见的口腔黏膜病，病因目前尚不清楚，可能与病毒感染、遗传、心理压力和精神紧张、营养不良、药物及食物的刺激、免疫力低等因素有关。此外，还可由局部创伤引起，如不小心咬伤口腔黏膜导致溃疡，刷牙时用力过大触碰口腔黏膜导致溃疡。咬舌、咬唇、咬笔等不良口腔习惯也可导致溃疡。值得注意的是，一些全身性疾病在口腔中的表现就是口腔溃疡。

7. 口腔溃疡能治好吗？

一般情况下，口腔溃疡有自限性，通常 10~14 天会自行愈合。有些口腔溃疡有复发性，机体抵抗力下降时溃疡会反复发作。复发性溃疡彻底根治比较困难，一般采取对症治疗，以缓解疼痛不适为主。

8. 孩子舌系带短有哪些表现？怎么处理？

舌系带短常表现为舌前伸时舌尖呈"W"形，舌头向上抬起困难，程度较重时，会有喂养困难、发音困难等。若孩子因舌系带过短影响进食，可以酌情进行舌系带修整术。孩子舌系带过短导致舌头抵不到上腭，会影响舌腭音的发音。如果出现这种状况，需在孩子语言形成期之前就医，明确诊断，及时治疗。需要注意的是，大多数孩子讲话不清楚与舌系带过短没有关系，只要加强语音训练即可。

9. 孩子牙龈多处溃烂、剧烈疼痛是怎么回事？

婴幼儿牙龈多处溃烂、发红、疼痛明显，很有可能是疱疹病毒感染引起的。在牙龈溃烂之前，患儿往往有发烧、哭闹、不爱吃东西的表现。多发生于6岁前的儿童，出生后6个月至3岁的婴幼儿更为多见。此病有自限性，1周左右可自行愈合，但需及时就医，明确诊断。孩子应多休息，多饮水，保持口腔清洁，必要时进行抗病毒治疗。

10. 婴儿口内长了白膜且不吃东西、烦躁不安是怎么回事？

这可能是鹅口疮，为白色念珠菌感染，是一种真菌感染，具有以下特点：

（1）新生儿和6月龄以内的婴幼儿易患此病。

（2）可发生在唇、舌、颊、腭等部位。

（3）发病早期表现为黏膜发红，病变由红变白，其表面散在分布微凹的白色小斑点，可融合成斑块状，不易被擦掉，呈牛奶皮样，强行去除可见下方渗血。

（4）孩子可有低热、不吃东西、啼哭、烦躁不安等表现。

鹅口疮治疗可用配制的 2% 碳酸氢钠溶液擦拭患处，所有的喂养用具包括乳头都要消毒，否则容易复发。如果病情严重，应及时就医，酌情服药。

11. 什么是手-足-口病？

手-足-口病是由肠道病毒感染引起的一种急性传染病，其典型症状为口腔黏膜、手、足、臀部多发红色疱疹。在长疱疹之前，孩子会有发热、咳嗽、恶心、流鼻涕、呕吐、腹泻等类似感冒的初期症状。发病数天后，口腔黏膜和手、足、臀部皮肤出现红斑、水疱，水疱破裂后形成溃疡，溃疡疼痛，孩子不愿进食。

12. 孩子得了手-足-口病该怎么办？

唾液、疱疹液及粪便污染的手、玩具、食具、手帕、日用品及打喷嚏时的飞沫等均可传播该病毒，故在该病流行期间建议：

（1）室内多开窗通风，孩子多洗手。

（2）患儿应注意隔离，多休息，多饮水，清淡饮食。

（3）积极对发热、咳嗽、腹泻等进行相应处理，酌情服用抗病毒药物。

（4）患儿症状较重时，建议及时到医院就诊。

多数手-足-口病症状不严重，1 周左右康复，少数患儿可有心肌炎、肺水肿、脑膜炎等并发症。

13. 地图舌是怎么回事？

地图舌常表现为舌头上出现发红区域，边缘白色，像地图似的，多发生在舌头的背面、舌尖和舌的侧面。任何年龄的人都可能患此疾病，但16岁以下的孩子比较常见，女孩发病多于男孩。发病的原因目前还不清楚，可能和遗传因素、免疫因素、锌等微量元素及维生素缺乏有关。

14. 地图舌有什么危害？孩子得了该怎么办？

地图舌没有危害，一般情况下不会觉得疼，也不需要特殊治疗，可自愈。对于一些较严重的情况，在治疗上医生会针对可能的发病原因逐一排查。同时，应尽量避免吃烫、辣、酸、干、咸等刺激性比较强的食物，以免造成疼痛或加重病情。如果疼痛剧烈，需及时就医，酌情用药。